中医经典白话图解

濒湖脉学

白话图解

刘从明 编著

金盾出版社
JINDUN PUBLISHING HOUSE

图书在版编目（CIP）数据

濒湖脉学白话图解 / 刘从明编著 . —— 北京：金盾出版社，2024.2
（中医经典白话图解）
ISBN 978-7-5186-1666-4

Ⅰ.①濒… Ⅱ.①刘… Ⅲ.①《濒湖脉学》–图解Ⅳ.① R241.1-64

中国国家版本馆 CIP 数据核字 (2024) 第 030486 号

濒湖脉学白话图解
BIN HU MAI XUE BAI HUA TU JIE

刘从明　编著

出版发行：金盾出版社	开　　本：710mm×1000mm　1/16
地　　址：北京市丰台区晓月中路 29 号	印　　张：12
邮政编码：100165	字　　数：120 千字
电　　话：（010）68276683	版　　次：2024 年 2 月第 1 版
（010）68214039	印　　次：2024 年 2 月第 1 次印刷
印刷装订：河北文盛印刷有限公司	印　　数：1 ~ 5 000 册
经　　销：新华书店	定　　价：66.00 元

前　言

　　《濒湖脉学》为明代李时珍（约1518—1593年，字东璧，号濒湖，湖北蕲春人）所编撰，其采撷各家论脉的精华归纳成27种脉象。书中不仅扼要地论述了各种不同的脉象、相类脉的鉴别、脉象与病证的关系等，而且采用了歌诀体裁（七言诀），便于诵记。全书内容分为两部分，前一部分为"四言举要"，系李时珍父亲李言闻（字子郁，号月池）据宋代崔嘉彦《脉诀》删补而成，颇具脉学概要之说，故将其置于书首，名"四言诀"；后一部分直接分论浮、沉、迟、数等27脉之脉象、主病及相类脉的鉴别等，名"七言诀"。

　　《濒湖脉学》是学习中医脉诊的一本好书，备受历代医家推崇，至今仍有不可替代的理论意义和临床应用价值。但因原著是用古文、韵文所写，对于现代读者，尤其是初学中医的人来说，理解起来难度较大。为此，我特地编写了《濒湖脉学白话图解》一书。

　　本书体例分为"原文""白话译文""注释+解读"三部分内容。"原文"部分以人民卫生出版社1956年影印的《濒湖脉学》为蓝本，以清光绪五年己卯（1879年）扫叶山房刻本为校本，并参考其他相关文献勘校注释编写而成。"白话译文"部分将原文翻译成现代读者容易理解的白话文，力求文字简洁、严谨易懂。"注释+解读"部分对难理解的字及有深刻内涵的经文进行字义、读音解读，力求详尽准确。为了使广大读者更好地理解这部医学经典，本书还结合生命科学、养生理论和中国传统文化，对其中的医学思想采用图解和表格的形式进行了全面、系统的诠释。

鉴于作者水平有限，书中可能存在疏漏、谬误、欠妥之处，恳请读者提出宝贵意见，以便再版时修正。

刘从明

目 录

四言决

七言决

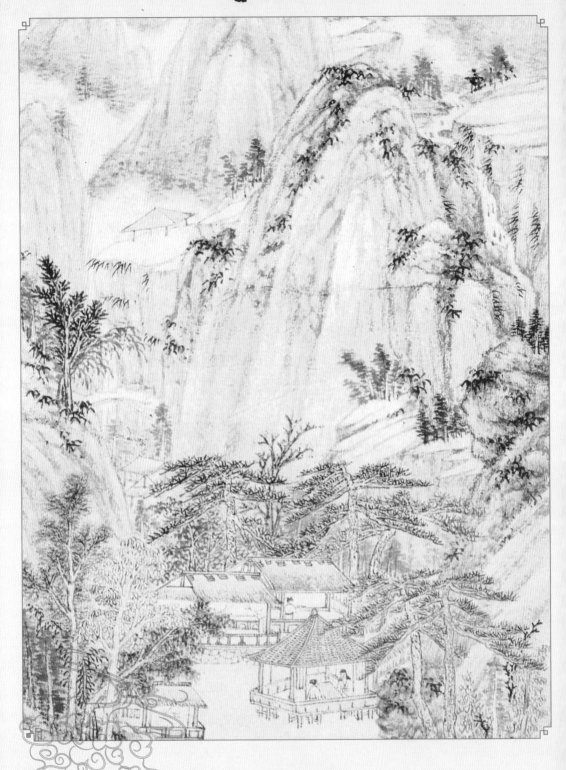

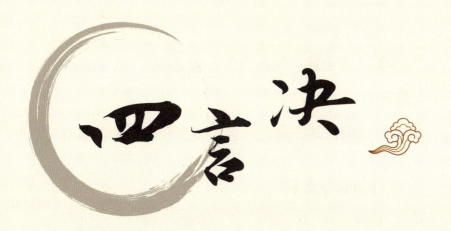

四言诀

名家带你读

　　本篇讲述了脉的含义和功能、脉气的生成和寸口诊脉的意义；说明了寸口脉的分布及持脉要点、三部的脏腑分属，以及男性、女性脉象的差异，指出"七诊""九候"两种诊脉方法；讲述了五脏正常脉象和四时平脉的表现；指出"浮""沉""迟""数"为脉的四纲，以及如何辨四纲脉的相类脉及长短脉；提出"数脉相兼"，讲述了各种脉象的主病；讲述常见病的脉象、妇人胎产脉法和小儿脉法、奇经八脉的脉象和主病、真脏脉的脉象及其诊断意义。

一、经脉与脉气

脉乃血脉，气血之先。血之隧（suì）道，气息应焉。

其象法地，血之府也。心之合也，皮之部也。

隧：指脉道。

府：即容纳。

【白话译文】

经脉又叫血脉，是人体内气血运行的先导。它不仅是血液流通的隧道，而且与气息紧密相关。

经脉遍布全身，如同大地的河流，容纳全身血液，在内直接和心脏配合，在外遍布于皮肤、肌肉之间，从而形成整个的血液循环。

脉乃血脉，赖血以充，赖气以行

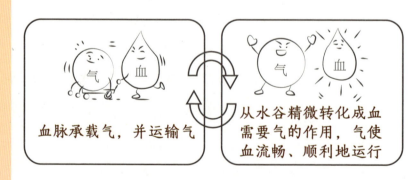

血脉承载气，并运输气

从水谷精微转化成血需要气的作用，气使血流畅、顺利地运行

读书笔记

经气在人体的运行

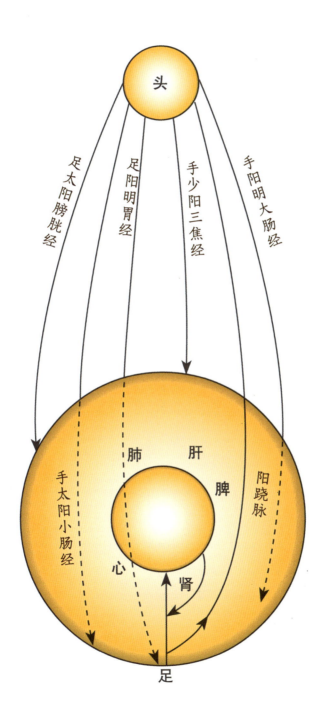

营卫：营，营血。卫，卫气。

🌀 **资始于肾，资生于胃。阳中之阴，本乎营卫。营者阴血，卫者阳气。营行脉中，卫行脉外。**

【白话译文】

脉气的生发，根源于先天之本肾的元气，滋养于后天之本的胃气。脉气作用的实现，要靠行于脉中属阴的营气和行于脉外属阳的卫气的配合。

营气与卫气皆为水谷精气所化，营气具有化生阴血营养全身的作用，卫气具有保卫体表的功能。营气存在于血液里，所以它和阴血一同运行在经脉里。卫气是阳气的一种，循行于经脉之外。

脉象的形成是气血、脏腑共同作用的结果

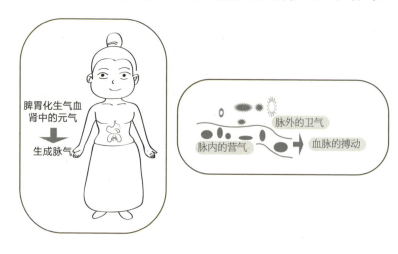

脾胃化生气血
肾中的元气
↓
生成脉气

脉外的卫气
脉内的营气 → 血脉的搏动

读书笔记

营气的循行

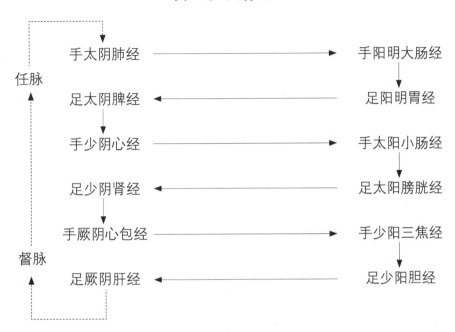

卫气的循行

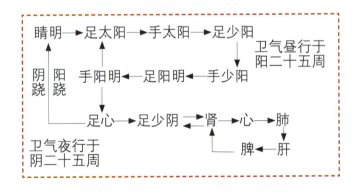

❧ 脉不自行，随气而至。气动脉应，阴阳之义。

橐籥（tuó yuè），血如波澜。血脉气息，上下循环。

橐籥：即风箱。

【白话译文】

经脉本身不能自己单独运动，一定要随着胃气和宗气的运动才能运动。"脉"属阴，"气"为阳，经脉随着胃气、宗气运动的原理，可以概括为"阴脉""阳气"相互作用的结果。

阳气的运行，有似风箱的鼓动作用，经脉中血液受到阳气，即胃气和宗气的推动，就会掀起波澜，上下来去、往复无穷地循环着。

❧ 十二经中，皆有动脉。惟手太阴，寸口取决。

此经属肺，上系吭嗌（háng ài）。脉之大会，息之出入。

一呼一吸，四至为息。日夜一万，三千五百。

一呼一吸，脉行六寸。日夜八百，十丈为准。

寸口：又名气口、脉口。两手桡骨头内侧，桡动脉的切脉部位，属手太阴肺经。

吭嗌：即喉咙。

息：鼻息、呼吸。一呼一吸为一息。

【白话译文】

全身十二正经中，每一经脉都有可以切诊脉动的地方，为什么一般单独在手太阴肺经脉所过的寸口部位诊脉以决断病情呢?

手太阴肺经属肺脏，它上系喉咙，下连于肺，为呼吸之气出入的要道，全身的营气、卫气，以及吸入的清气都在肺脏会合。因此，诊候肺经所过的寸口部位，便可测知各经脏气的盛衰变化。

正常人的一呼一吸间隔时间为一息，在每一息的时间内，寸口脉搏动四次。人在一天一夜的时间内呼吸的息数为一万三千五百息。

血液在脉中流动与呼吸的关系，大约一呼一吸前进六寸，在一天一夜里共运行约八百一十丈。

独取寸口诊脉原理

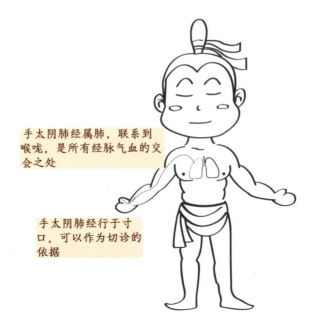

手太阴肺经属肺，联系到喉咙，是所有经脉气血的交会之处

手太阴肺经行于寸口，可以作为切诊的依据

读书笔记

人体经络系统

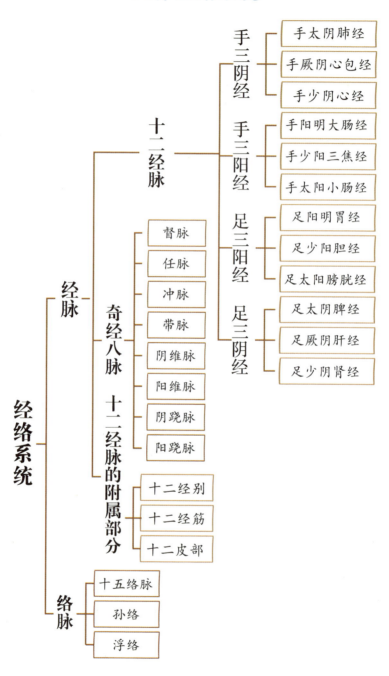

十二经脉的起始

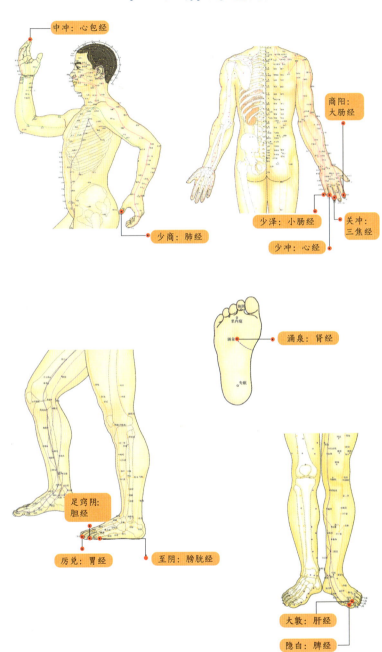

中冲：心包经

商阳：大肠经

少商：肺经

少泽：小肠经

关冲：三焦经

少冲：心经

涌泉：肾经

足窍阴：胆经

厉兑：胃经

至阴：膀胱经

大敦：肝经

隐白：脾经

从脉象和呼吸看人的健康程度

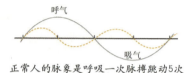

呼气

吸气

正常人的脉象是呼吸一次脉搏跳动5次

呼吸一次脉搏跳动9次，死脉

呼吸一次脉搏跳动3次，是气不足的表现

脉象断绝不至，死脉

呼吸一次脉搏跳动7次，是生病的表现

脉搏跳动散乱无序、忽快忽慢，死脉

二、部位与诊法

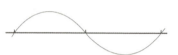
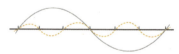
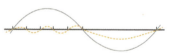

关：诊脉的部位名称。它的位置在掌后高骨，即寸部和尺部的中间，也就是尺和寸的分界之处，所以称为关。

🌀 初持脉时，令仰其掌。掌后高骨，是谓关上。

关前为阳，关后为阴。阳寸阴尺，先后推寻。

寸口无脉，求之臂外。是谓反关，本不足怪。

寸口脉 寸关尺定位

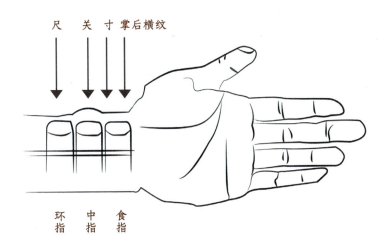

尺 关 寸 掌后横纹

环指 中指 食指

【白话译文】

开始诊察脉象的时候，让患者伸出手臂，掌心向上，自然摆平。首先看准掌后高骨隆起的地方，这就是关脉所在的部位。

关部的前方为寸部，属阳。关部的后方为尺部，属阴。医者覆手取脉，先把中指指端准确地按在关部，然后将食指指端和环指指端自然地落在寸部和尺部上，这时便可以仔细地体认脉象变化，诊候病情。

有少数人在寸口部摸不着脉的搏动，却在手臂外侧，即寸口的上方摸到脉的搏动，这叫作反关脉。有的人一只手反关，有的人双手反关，一般属于正常生理现象，不必觉得怪异。

读书笔记

寸口脉阴阳属性

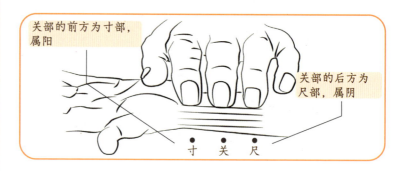

关部的前方为寸部，属阳

关部的后方为尺部，属阴

寸　关　尺

正常脉	反关脉

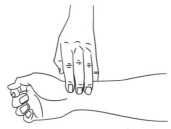

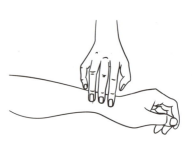

魂魄谷神：指人的精神活动变化的规律。

顺：和谐。

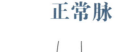 心肝居左，肺脾居右。肾与命门，居两尺部。

魂魄谷神，皆见寸口。左主司官，右主司府。

左大顺男，右大顺女。本命扶命，男左女右。

寸口脉分候脏腑

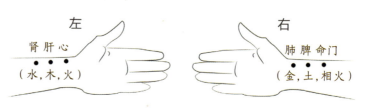

左	右
肾肝心	肺脾命门
（水，木，火）	（金，土，相火）

八种寸口分候脏腑学说的比较

学说	寸		关		尺	
	左	右	左	右	左	右
内经	心	肺	肝	脾	肾	肾
	膻中	胸中	膈	胃	腹中	腹中
难经	心	肺	肝	脾	肾	肾
	小肠	大肠	胆	胃	膀胱	命门
脉经	心	肺	肝	脾	肾	肾
	小肠	大肠	胆	胃	膀胱	三焦
备急千金要方	心	肺	肝	脾	肾	肾
	小肠	大肠	胆	胃	膀胱	膀胱
诊家枢要	心	肺	肝	脾	肾（命门）膀胱	命门 心包络 三焦
	小肠	大肠	胆	胃		
濒湖脉学	心	肺	肝	脾	肾 膀胱 小肠	肾 大肠
	膻中	胸中	胆	胃		
景岳全书	心	肺	肝	脾	肾 膀胱 大肠	肾 三焦 命门 小肠
	心包络	膻中	胆	胃		
医宗金鉴	心	肺	肝	脾	肾 膀胱 小肠	肾 大肠
	膻中	胸中	膈胆	胃		

【白话译文】

左手寸部主候心，关部主候肝，所以说心肝居左。右手寸部主候肺，关部主候脾，所以说肺脾居右。左手尺部主候肾，右手尺部主候命门，所以说肾与命门，居两尺部。

人精神活动的变化规律，都可以在寸口脉上反映出来。气与血的变化在脉象的反映是左手寸口脉主司气的变化，右手寸口脉主司血的变化。

左为阳，右为阴。男性阳气偏盛，当以左手脉稍大于右手为顺。女性阴血偏盛，当以右手脉稍大于左手为好，故说男左女右。

男性、女性脉象的差异

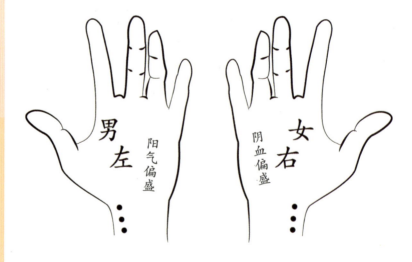

男左　阳气偏盛

女右　阴血偏盛

读书笔记

关前一分，人命之主。左为人迎，右为气口。

神门决断，两在关后。人无二脉，病死不愈。

男女脉同，惟尺则异。阳弱阴盛，反此病至。

决断：判断肾阴与肾阳的变化。

【白话译文】

关脉前一分处为寸脉，主心与肺。左寸口脉又称人迎，右寸口脉又称气口。

左右手两尺脉称为神门，尺脉在关脉之后。神门能判断肾阴与肾阳的变化。肾阴肾阳强，主身体健壮。肾阴肾阳弱，主身体虚衰。如果患者左右两尺脉都没有了，说明肾阴肾阳十分衰竭，表示病情危重，难以治愈。

男性、女性的脉象大体相同，只是尺部有区别。寸为阳，尺为阴，男性阳气偏盛，当以寸脉盛、尺脉弱为宜；女性阴血偏盛，当以尺脉盛、寸脉弱为宜。如果两者相反，则病就会到来。

男性、女性之脉的特点

	寸脉	尺脉
男性之脉	偏盛	偏弱
女性之脉	偏弱	偏盛

读书笔记

消息：变化情况。

王动：当指"王十动"。谓每次诊脉时间不应少于脉搏跳动五十次。

脉有七诊，曰浮中沉。上下左右，消息求寻。
又有九候，举按轻重。三部浮沉，各候五动。

【白话译文】

切寸口脉中的所谓七诊，即诊法中浮、中、沉、上、下、左、右七种诊脉的手法。浮取，能观察有无外感表证。中取，能观察脾胃功能的变化。沉取，能观察有无内伤里证。运用七诊手法诊脉测病，既要上下比较，也要左右参照，做到全面仔细地体认脉象变化，以寻求病因，明辨病证。

诊法中还有所谓九候，即诊脉时在寸、关、尺三部，每部都必须经过轻手浮取、稍重中取、重按沉取三种手法，每一种手法都必须候到脉搏跳动五十次以上。这样，一只手分作寸、关、尺三部，每一部又分作浮、中、沉三候，三三得九，这就叫作九候。

手指以浮、中、沉三个等级的压力取脉

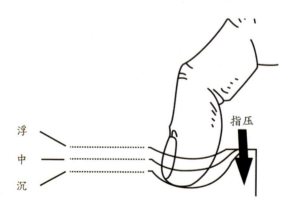

读书笔记

寸候胸上，关候膈下。尺候于脐，下至跟踝(huái) 。

左脉候左，右脉候右。病随所在，不病者否。

踝：足跟前两侧隆起的圆骨。

否：相当口语中"不"的意思。

三部九候诊脉原则

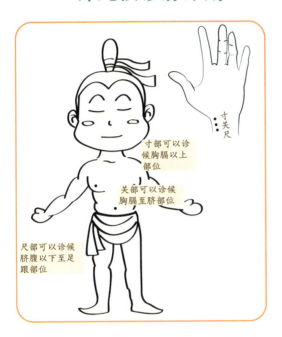

寸关尺

寸部可以诊候胸膈以上部位

关部可以诊候胸膈至脐部位

尺部可以诊候脐腹以下至足跟部位

【白话译文】

在寸口观察全身病变的方法：凡属胸膈以上至头顶的病变，都可以在寸部诊候；凡属胸膈以下至脐以上的病变，都可以在关部诊候；凡属脐以下至于足跟的病变，都可以在尺部诊候。

左半身的病变还可从左手三部诊察，右半身的病变还

读书笔记

可从右手三部诊察。所以能够上以候上、中以候中、下以候下、左以候左、右以候右，就是因为"病随所在"的缘故。身体某一部分有了病变，脉象便相应地在寸口脉的某一部位反映出来；如果没有病变，相应的脉象也就正常。

三、五脏平脉

> **浮为心肺，沉为肾肝。脾胃中州，浮沉之间。**
> **心脉之浮，浮大而散。肺脉之浮，浮涩而短。**
> **肝脉之沉，沉而长弦。肾脉之沉，沉实而濡。**
> **脾胃属土，脉宜和缓。命为相火，两尺同断。**

中州：即中部，这里指中焦脾胃。

相火：与君火相对而言。君火与相火相互配合，以温养脏腑，推动人体的功能活动。一般认为，肝、胆、肾、三焦均内寄相火，而其根源则在命门。

【白话译文】

浮取可以诊候心和肺，沉取可以诊候肾和肝。浮与沉之间，可以诊候中部的脾和胃。

心脉的浮，是浮中略显大而散。肺脉的浮，是浮中略显涩而短。

肝脉的沉，是沉中兼见长而弦。肾脉的沉，是沉中兼有实和濡。

脾和胃在五行中属土，脉象总以不快不慢、和缓为上。至于命门与相火的盛衰变化，可从左右两尺共同判断。

五脏脉象

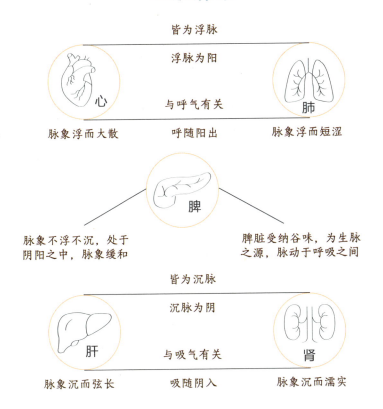

皆为浮脉

浮脉为阳

与呼气有关

心　　　　　肺

脉象浮而大散　　呼随阳出　　脉象浮而短涩

脾

脉象不浮不沉，处于　　　　脾脏受纳谷味，为生脉
阴阳之中，脉象缓和　　　　之源，脉动于呼吸之间

皆为沉脉

沉脉为阴

与吸气有关

肝　　　　　肾

脉象沉而弦长　　吸随阴入　　脉象沉而濡实

　春弦夏洪，秋毛冬石。四季和缓，是谓平脉。
　太过实强，病生于外。不及虚微，病生于内。
　春得秋脉，死在金日。五脏准此，推之不失。
　四时百病，胃气为本。脉贵有神，不可不审。

平脉：正常脉
象，亦称常脉。

胃气：指脾胃功
能在脉象的反
映。即和缓流利
的脉象。

常脉

① 脉位居中，不浮不沉

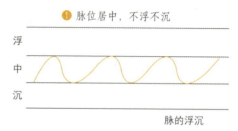

脉的浮沉

② 脉道适中，不大不小，呈正态曲线

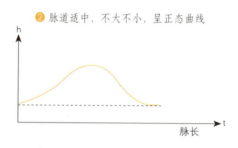

脉长

③ 脉力充盈，不强不弱

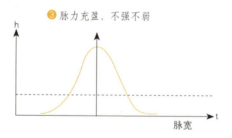

脉宽

④ 脉搏从容、和缓、滑利，脉率调匀

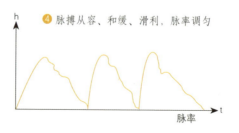

脉率

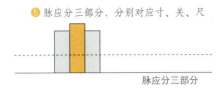

⑤脉应分三部分，分别对应寸、关、尺

脉应分三部分

【白话译文】

春季阳气渐次上升，出现如琴弦之张力较强的弦脉。夏季气候炎热，出现如波涛般汹涌来去充沛的洪脉。秋季阳气逐渐衰退，出现如羽毛之轻而浮的毛脉。冬季气候严寒，出现如石头之重沉潜有力的石脉。在一年四季里，无论见到弦脉、洪脉、毛脉、石脉，只要带有一种和缓的脉气，都是正常脉象。

如果在洪、弦、毛、石不同的脉搏中，都出现了太过而强实的情况，则是邪气由外侵犯所致之病。如果在弦、洪、毛、石中出现了虚弱细微的脉气，是邪由内生侵犯内脏所成之病。

春季出现了秋季之毛脉，这是因为肺金的邪气过盛而克肝木的缘故。当逢金日时，由于金（肺）气更盛，木（肝）气更伤，故患者会死在金日。五脏的气血盛衰与节气的变化息息相关，以五行生克的理论来预测病情，一般不会出现失误。

诊察四时脉，测知百病之变，最根本的就是要诊察脉象中是否有胃气的存在。脉中有胃气，就是脉来有神，

读书笔记

所谓有神，就是脉来和缓。这是生命之根本，不能不详加审察。

四季的正常脉象

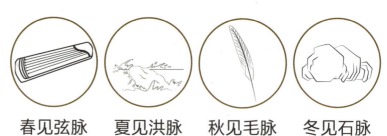

春见弦脉　　夏见洪脉　　秋见毛脉　　冬见石脉

四季五脏脉象关系图

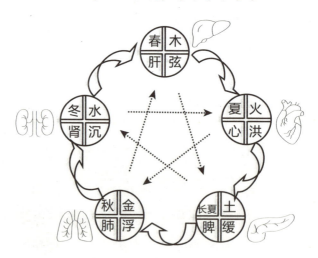

四时脉象太过与不及的表现

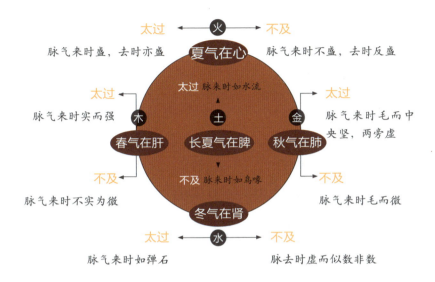

太过 ← 火 → 不及
脉气来时盛，去时亦盛　　　脉气来时不盛，去时反盛
夏气在心

太过 脉来时如水流
太过 ← 木　　　　土　　　　金 → 太过
脉气来时实而强　　　　　　　脉气来时毛而中
央坚，两旁虚
春气在肝　长夏气在脾　秋气在肺

不及 脉来时如鸟喙
不及 ← 木　　　　　　　　金 → 不及
脉气来时不实为微　　　　　　脉气来时毛而微

冬气在肾
太过 ← 水 → 不及
脉气来时如弹石　　　　　　　脉去时虚而似数非数

四时脉象太过与不及对人体的影响

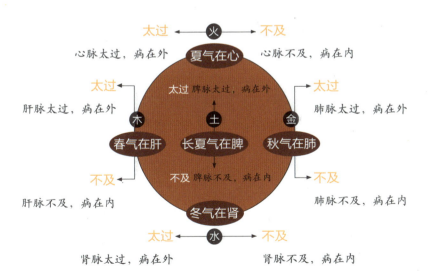

太过 ← 火 → 不及
心脉太过，病在外　　　心脉不及，病在内
夏气在心

太过 脾脉太过，病在外
太过 ← 木　　　　土　　　　金 → 太过
肝脉太过，病在外　　　　　　肺脉太过，病在外
春气在肝　长夏气在脾　秋气在肺

不及 脾脉不及，病在内
不及 ← 木　　　　　　　　金 → 不及
肝脉不及，病在内　　　　　　肺脉不及，病在内

冬气在肾
太过 ← 水 → 不及
肾脉太过，病在外　　　　　　肾脉不及，病在内

四、辨脉提纲

呼吸定息：指两次呼吸之间的间歇。

数：脉搏快。

晦明：晦，黑夜。明，白天。

🌀 **调停自气，呼吸定息**。四至五至，平和之则。

三至为迟，迟则为冷。六至为数，**数**（shuò）即热证。

转迟转冷，转数转热。迟数既明，浮沉当别。

浮沉迟数，辨内外因。外因于天，内因于人。

天有阴阳，风雨晦明。人喜怒忧，思悲恐惊。

正常的脉象是一息四至或五至

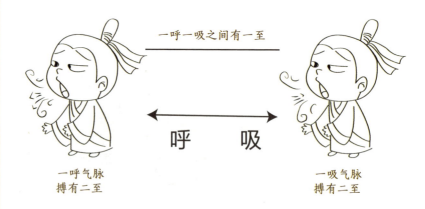

一呼一吸之间有一至

呼　　吸

一呼气脉搏有二至　　　　一吸气脉搏有二至

✏️ 读书笔记

【白话译文】

诊脉的时候，首先医生应把自己的呼吸调整好，在气息十分稳定的时候，才进行诊脉。在一呼一吸之间，脉跳动四或五至，这就是正常脉象的标准。

一息三至为迟脉，迟脉反映为寒证。一息六至是数脉，数脉反映为热证。

脉跳越迟，寒冷越深；脉跳越数，热势越重。分清了迟、数两脉主病之外，还需分辨浮、沉两脉的主病。

只有完全掌握了浮、沉、迟、数这四种主要脉象，才能分析疾病是属于内因，还是外因。外因由自然界变化引起，内因则是人体自身变化所致。

自然界有阴、阳、风、雨、晦、明的变化。人体本身有情志变化，如喜、怒、忧、思、悲、恐、惊等。

七情致病的临床表现综合表

脏腑气机失常		主要临床表现
怒伤肝 怒则气上	肝气上逆	头胀头痛、面红目赤
	血随气逆	甚则呕血、昏厥
喜伤心 喜则气缓	心气涣散	精神不集中
	心神失常	失眠多梦，神志不宁
惊伤心肾 惊则气乱	心气紊乱	甚则神志失常、狂乱
	心神不定	惊悸不安、慌乱失措、神志错乱
思伤心脾 思则气结	脾气郁结	不思饮食、腹胀纳呆、便溏
	心气郁结	精神萎靡、反应迟钝

读书笔记

（续表）

悲忧伤肺 悲则气消	肺气耗伤	意志消沉、精神不振、乏力懒言
	肺失宣降	气短胸闷
恐伤肾 恐则气下	肾气失固 气陷于下	二便失禁、遗精

外因之浮，则为表证。沉里迟阴，数则阳盛。

内因之浮，虚风所为。沉气迟冷，数热何疑。

浮数表热，沉数里热。浮迟表虚，沉迟冷结。

表里阴阳，风气冷热。辨内外因，脉症参别。

脉理浩繁，总括于四。既得提纲，引申触类。

虚风：由阴虚、血虚而生的风证。

【白话译文】

外因引起的病变如果出现了浮脉，多属于风寒表证。如果出现沉脉，则为寒邪深入的里证。如果出现迟脉，多为脏气不充、邪气留连不解的阴证。如果出现数脉，多为风热伤经、邪气在表的阳证。

内因所引起的病变如果出现浮脉，多为精气不足的虚风内动证。如果出现脉沉，多为气陷、气郁，有所积滞。如果出现脉迟，多为元气大虚，阴寒内盛。如果出现脉数，多为邪热炽盛。

浮数脉是热邪在表，沉数脉是热邪在里。浮迟是虚寒

读书笔记

在表，沉迟是冷结在里。

　　总之，对脉象要仔细诊察，要正确地分辨病证的表、里、阴、阳，病邪为风、气、冷、热之别，病因为内因、外因之分，可脉症合参，进行辨别。

　　尽管脉学的理论很繁杂，但归纳起来，可用浮、沉、迟、数四种脉象来概括。只要掌握了这四个纲脉，就能引申而触类旁通了。

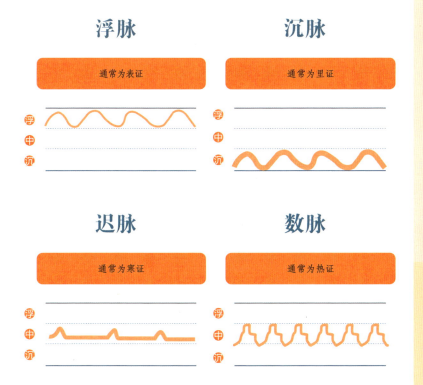

脉象的生理变异归纳表

生理变异因素		举例
个体因素	性别	女性的脉势较男性的脉势弱，且至数稍快，脉形较细小
	年龄	3岁以内的小儿，一息七八至为平脉
		5~6岁的小儿，一息六至为平脉
		青年人的脉象较大且有力，老年人脉象多弦
	体质	身躯高大的人脉长，矮小的人脉短
		瘦人脉多浮，胖人脉多沉
		运动员脉多缓而有力
		六阴脉——六脉同等沉细而无病者，六阳脉——六脉同等洪大而无病者
	脉位变异	斜飞脉——脉不见于寸口，而从尺部斜向手背
		反关脉——脉出现在寸口的背侧
		还有出现在腕侧其他位置的，都是生理特异的脉位，即桡动脉解剖位置的变异，不属病脉
外部因素	情志	喜致脉缓，怒致脉弦，惊致脉动等
	劳逸	剧烈活动之后，脉多洪数；入睡之后，脉多迟缓
		与从事脑力劳动之人比较，长期从事体力劳动之人脉多大而有力
	饮食	酒后、饭后脉稍数而有力，饥饿时脉多缓弱
	季节	春脉弦、夏脉钩、秋脉毛、冬脉石
	昼夜	昼日脉象偏浮而有力，夜间脉象偏沉而细缓
	地理环境	东南方的人脉多细软偏数，西北方的人脉象多沉实

五、诸脉形态

浮脉法天，轻手可得。泛泛在上，如水漂木。

有力洪大，来盛去悠。无力虚大，迟而且柔。

虚甚则散，涣漫不收。有边无中，其名曰
芤（kōu）。芤而急弦，革脉使然。

浮小而濡，绵浮水面。濡甚则微，不任寻按。

【白话译文】

浮脉如天阳之气在上，轻取即可得到，好像在水面漂浮着的木料一样浮泛在上。

在浮脉里可以见到其他脉象：若浮而有力，来盛去衰的称为洪脉；若浮而无力，脉体虽大但脉势柔软的称为虚脉；若比虚脉还显得散漫无根，重按则无的称为散脉；若浮而中空，如按葱管的称为芤脉；比芤脉更加弦急的称为革脉；若浮而细软无力，好像棉絮漂浮水面一样的称为濡脉；若比濡脉更加细软无力，稍用力按，脉搏就似有似无没法寻按的称为微脉。

泛泛：漂，浮，水涨溢之意。

芤：指葱。

不任寻按：不任，不能承受。言诊濡脉时，不能用中取和沉取的指力，只宜用浮取、轻取的指力。

读书笔记

浮脉

浮脉轻取明显，重按稍减而不空

浮
中
沉

洪脉

洪脉极大，脉形如波涛汹涌，来盛去衰

浮
中
沉

虚脉

虚脉软弱无力，按之空虚

浮
中
沉

散脉

散脉位浮，形细，无根

浮
中
沉

芤脉

芤脉浮大中空，如按葱管

浮
中
沉

革脉

革脉弦急中空

浮
中
沉

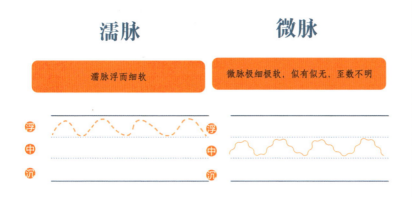

濡脉

濡脉浮而细软

微脉

微脉极细极软，似有似无，至数不明

🌀 **沉脉法地，近于筋骨。深深在下，沉极为伏。**

　　有力为牢，实大弦长。牢甚则实，愊愊 (bì bì) 而强。

　　无力为弱，柔小如绵。弱甚则细，如蛛丝然。

【白话译文】

　　沉脉如大地在下，必须手指用力重按，直按到筋骨上才可能摸着它。

　　在沉脉里可以见到其他脉象：比沉脉更沉的脉象，甚则深伏不见的称为伏脉；沉而有力，来势充实，脉体阔大，长大而弦的称为牢脉；比牢脉更为坚实，搏动极其强而有力的称为实脉；沉而无力，既软弱如绵又极细小的称为弱脉；比弱脉还要小，有如蛛丝的称为细脉。

近于筋骨：诊沉脉应以重取指力，触于筋骨间，方能体认清楚。

愊愊：郁结、堵塞之意，这里作坚实解。

如蛛丝然：像触及蛛丝一样。

✏️ 读书笔记

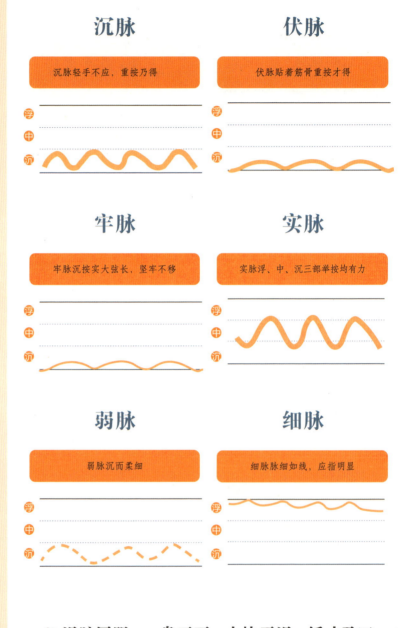

沉脉

沉脉轻手不应，重按乃得

伏脉

伏脉贴着筋骨重按才得

牢脉

牢脉沉按实大弦长，坚牢不移

实脉

实脉浮、中、沉三部举按均有力

弱脉

弱脉沉而柔细

细脉

细脉脉细如线，应指明显

迟脉属阴，一息三至。小快于迟，缓才及四。

二损一败，病不可治。两息夺精，脉已无气。

损：一息仅二至称损脉。

迟细为涩，往来极难。似止非止，短散两兼。
结则来缓，止而复来。代则来缓，止不能回。

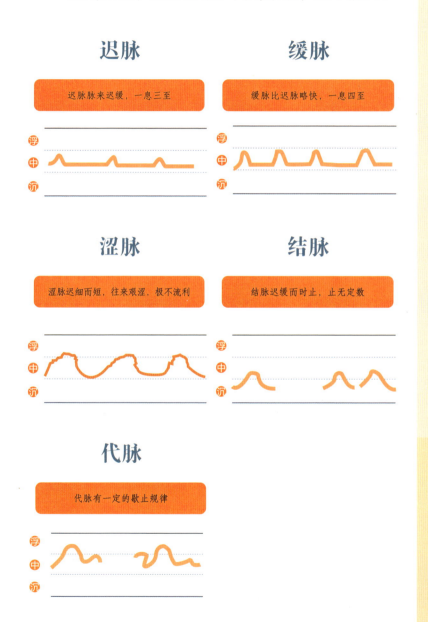

迟脉

迟脉脉来迟缓，一息三至

浮
中
沉

缓脉

缓脉比迟脉略快，一息四至

浮
中
沉

涩脉

涩脉迟细而短，往来艰涩，极不流利

浮
中
沉

结脉

结脉迟缓而时止，止无定数

浮
中
沉

代脉

代脉有一定的歇止规律

浮
中
沉

读书笔记

【白话译文】

迟脉属阴脉，一呼一吸只有三至，迟脉类中还兼有其他脉象。比迟脉稍快，一呼一吸刚四至的称为缓脉。

一呼一吸只有二至甚或一至的，分别称之为损脉和败脉，主病重难医；更有在两息的时间内仅搏动一次的称为夺精脉，预示正气将绝。

脉来迟细，往来艰涩困难的称为涩脉。涩脉容易散乱，但它并不歇止，只是在短暂的时刻内稍微迟滞一下就过去了。

若脉来迟缓，时有一止，歇止的间隔是不规则的，歇止后马上再搏动的称为结脉；若脉来迟缓，但它是很均匀地歇止，并经过较长的歇止时间才开始再搏动的称为代脉。

损脉

名称	脉象	意义
离经	一呼脉动一次	已非正常脉象
夺精	二呼脉动一次	精气已失
死脉	三呼脉动一次	已无法医治
命绝	四呼脉动一次	即将死亡

读书笔记

❧ **数脉属阳，六至一息。七疾八极，九至为脱。**

往来流利，是谓之滑。有力为紧，弹如转索。

数见寸口，有止为促。数见关中，动脉可候。

厥厥动摇，状如小豆。

→ 厥厥：忙忙的样子。

【白话译文】

数脉为阳脉，一呼一吸脉来六至。如果到了七至，叫作疾脉，八至叫作极脉，九至叫作脱脉。

往来流利，应指圆滑的称为滑脉。脉来绷急有力，左右弹动有如绳索转绞似的称为紧脉。

数脉见于寸口，时有一止，止无定数的称为促脉。数脉见于关部，脉形短小如豆，急促搏动的称为动脉。

数脉

数脉一息脉来五至以上

浮
中
沉

疾脉

疾脉比数脉更快，一息七八至以上

浮
中
沉

✎ 读书笔记

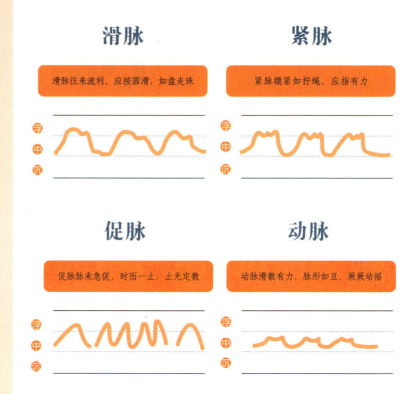

滑脉

滑脉往来流利，应按圆滑，如盘走珠

浮 中 沉

紧脉

紧脉绷紧如拧绳，应指有力

浮 中 沉

促脉

促脉脉来急促，时而一止，止无定数

浮 中 沉

动脉

动脉滑数有力，脉形如豆，厥厥动摇

浮 中 沉

长则气治，过于本位。长而端直，弦脉应指。

短则气病，不能满部。不见于关，惟尺寸候。

读书笔记

【白话译文】

长脉脉体超过寸部、尺部，可视为常脉。端直而长，弛张力亦较大，如按琴弦的称为弦脉。

相反，脉体短小，无论在寸部或尺部都表现为不满足而短缩的称为短脉，为病脉。

长脉

脉形长，首尾端直，超过本位

浮
中
沉

弦脉

弦脉端直而长，如按琴弦

浮
中
沉

短脉

首尾俱短，不能满部(寸、关、尺三部)

浮
中
沉

六、诸脉主病

❧ 一脉一形，各有主病。数脉相兼，则见诸症。

浮脉主表，里必不足。有力风热，无力血弱。

浮迟风虚，浮数风热。浮紧风寒，浮缓风湿。 ——→ 风虚：气虚伤风。

浮虚伤暑，浮芤失血。浮洪虚火，浮微劳极。

浮濡阴虚，浮散虚剧。浮弦痰饮，浮滑痰热。

【白话译文】

每一种脉均有不同的脉象和主病。相对地，几种脉象互相兼见于各种复杂的病证中。

浮脉主要出现于外感表证，但也可见于里虚不足的证候。浮而有力的为外感风热，浮而无力的为里虚血弱。

脉象浮而迟的，多见于气虚外感风邪。脉象浮而数的，多见于外感风热。脉象浮而紧的，为风寒表邪滞于经脉。脉象浮而缓的，为风湿邪气留于肌肉。

脉来浮虚的，为暑伤元气，气阴两伤。脉来浮芤的，为失血，血失脉空。阴虚火旺，常见浮洪脉。虚损劳伤，常见浮微脉。

阴精虚损的，脉见浮濡。气血极虚的，脉见浮散。若痰饮积聚，脉见浮弦。痰热内扰，脉见浮滑。

表证与里证的鉴别

鉴别	表证	里证
寒热症状	恶寒发热并见	但发热，或但畏寒
脏腑症状	不明显	明显
病程长短	病程较短	病程较长
舌象	舌苔较薄	舌苔较厚
脉象	浮	沉

🌀 **沉脉主里，主寒主积。有力痰食，无力气郁。**

沉迟虚寒，沉数热伏。沉紧冷痛，沉缓水畜。

沉牢痼（gù）冷，沉实热极。沉弱阴虚，沉细痹湿。

沉弦饮痛，沉滑宿食。沉伏吐利，阴毒聚积。

痼：是指拖久不
易治好的病。

积：病证名。出
自《灵枢·百病
始生》。指腹腔
结块，或胀或痛
的病证。一般以
积块明显，痛胀
较甚，固定不移
者为积。积与症
类同。《难经》
据积的病机、部
位、形态等，用
五脏来区分，提
出心积、肺积、
肝积、脾积、肾
积，合称"五积"。

五脏积病

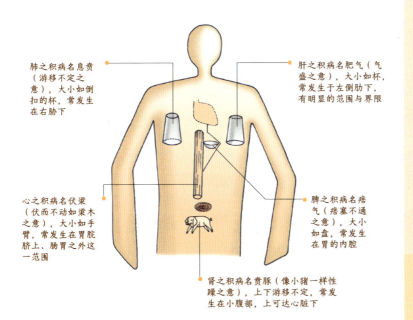

肺之积病名息贲（游移不定之意），大小如倒扣的杯，常发生在右胁下

肝之积病名肥气（气盛之意），大小如杯，常发生于左侧肋下，有明显的范围与界限

心之积病名伏梁（伏而不动如梁木之意），大小如手臂，常发生在胃脘脐上、肠胃之外这一范围

脾之积病名痞气（痞塞不通之意），大小如盘，常发生在胃的内腔

肾之积病名贲豚（像小猪一样性躁之意），上下游移不定，常发生在小腹部，上可达心脏下

🖊 读书笔记

【白话译文】

沉脉主内伤里证，又主阴寒邪气所致之证、各种积聚。沉而有力，多为痰饮和伤食的病变。沉而无力，一般由气机郁滞所致。

沉迟主阳虚所致的虚寒内生，沉数主热邪内伏于里。沉紧主寒邪凝滞所致的冷痛，沉缓主痰饮内停。

沉牢主久病不愈而沉寒痼冷，沉实主里热炽盛。沉弱主阴精虚损，沉细主湿邪痹阻。

沉弦主痰饮为病的痛证，沉滑主宿食为病的积证。沉伏主呕吐腹泻，或为阴寒毒邪聚积于内。

💧 **迟脉主脏，阳气伏潜。有力为痛，无力虚寒。**

数脉主腑，主吐主狂。有力为热，无力为疮。

狂：指精神躁狂失常的病证。

【白话译文】

迟脉属阴，多主五脏的虚寒病变。阳气潜伏在里，不能通达于外的时候，气血运行迟缓。迟而有力为寒凝腹痛，迟而无力为阳气不足而引起的虚寒证。

数脉属阳，多主六腑的邪热病变，又主胃热上逆的呕吐、热伤神志的发狂等证。脉来数而有力为实热炽盛，脉来无力而数为疮疡。

✏️ 读书笔记

迟脉、数脉所主疾病

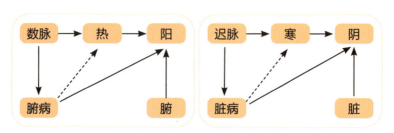

寒证与热证的鉴别

鉴别	寒证	热证
寒热症状	畏寒怕冷，喜暖	发热，喜凉怕热
四肢	四肢不温，手足发凉	手足发热
渴饮	口不渴，喜热饮食	口干口渴，喜冷饮
面色	面色苍白	面色红赤
小便	小便色清	小便发黄色深
大便	大便稀薄	大便干燥
痰涕	清稀色白	色黄黏稠
舌象	舌淡，舌苔白	舌红，舌苔黄
脉象	迟	数

🌀 **滑脉主痰，或伤于食。下为畜血，上为吐逆。**
涩脉少血，或中寒湿。反胃结肠，自汗厥逆。

吐逆：病证名。
指胃气上逆引起
的呕吐。

厥逆：病证名。
是阳气不能达于
四肢，以致四肢
不温的病证。

【白话译文】

滑脉主痰饮、食积，痰饮多见浮滑，伤食多见沉滑，
蓄血的滑脉多见于关部，吐逆的滑脉多见于寸部。

涩脉主阴血虚少，或寒湿入血。症状表现为阴虚液涸
的反胃、便秘，或出汗过多而伤津、营卫虚损而厥逆等

病变。

🌀 **弦脉主饮，病属胆肝。弦数多热，弦迟多寒。**

浮弦支饮，沉弦悬痛。阳弦头痛，阴弦腹痛。

【白话译文】

弦脉为水饮病多见的脉象，尤多见于胆和肝的病证中。脉弦而数，多为热盛；脉弦而迟，多为寒盛。

在浮部见弦，多属支饮为病。在沉部见弦，多属悬饮胸胁痛。头痛因病在上，故寸脉多见弦，又称为阳弦。腹痛因病在下，故尺脉多见弦，又称为阴弦，这就是分辨弦脉的大概。

四饮

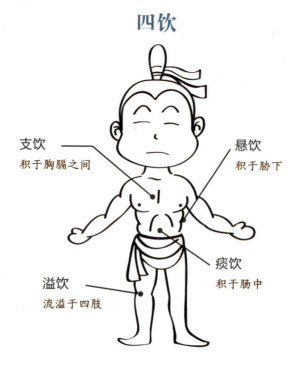

支饮
积于胸膈之间

悬饮
积于胁下

痰饮
积于肠中

溢饮
流溢于四肢

🌀 **紧脉主寒，又主诸痛。浮紧表寒，沉紧里痛。**

里痛：因邪气在里所引起体内气血不通而致里痛，如胃脘痛、腹痛等。

【白话译文】

紧脉主寒证、各种痛证。脉浮而紧，主寒邪在表。脉沉而紧，主里虚寒痛。

🌀 **长脉气平，短脉气病。细则气少，大则病进。**
浮长风痫，沉短宿食。血虚脉虚，气实脉实。
洪脉为热，其阴则虚。细脉为湿，其血则虚。

风痫：痫病的一种，多因风疾而起，常突然发作而昏倒，伴有抽搐、目上视，时发时止是其特点。

虚证与实证的鉴别

鉴别	实证	虚证
病程	较短，新病，暴病	病程较长，久病
体质	强壮，青壮年多体质强壮	虚弱，老人、小儿多体质较弱
喘息	声高息粗	声低息微，动则喘甚
疼痛	疼痛拒按，疼痛剧烈	疼痛喜按，按之痛减
胀满	胀满持续不减	胀满时而减轻
舌象	舌苔厚	舌苔少而无苔
脉象	实脉，应指有力	虚脉，应指无力

🖉 读书笔记

【白话译文】

长脉通常表示为正气充沛之正常脉象，短脉则主气机失调所致的病证。细长脉主气弱血虚，如果脉来见大，表示病情加重。

浮长脉主风痫病，沉短脉主宿食不消。气血虚亏可见脉虚，气血壅盛可见脉实。

洪脉主热证，但如果因热盛阴伤，也主阴液亏虚之证。细脉主湿证，又主血虚证。

发病机制

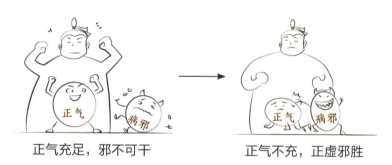

正气充足，邪不可干　　　　正气不充，正虚邪胜

恶寒：病证名，即怕冷、畏寒之意。

崩中：即崩漏，妇科病证。指女性非经期的阴道出血，量多势急者为崩，势缓而缠绵不止者为漏。

🍥 缓大者风，缓细者湿。缓涩血少，缓滑内热。

濡小阴虚，弱小阳竭。阳竭恶（wù）寒，阴虚发热。

阳微恶寒，阴微发热。男微虚损，女微泻血。

阳动汗出，阴动发热。为痛与惊，崩中失血。

虚寒相搏，其名为革。男子失精，女子失血。

【白话译文】

脉象缓而偏大的主风热病证，缓而偏细的主寒湿病证。脉缓而兼涩的为营血虚少，脉缓而兼滑的为内热炽盛。

脉象濡而细小的为阴血虚损，弱而细小的为阳气衰竭。阳虚则最易出现恶寒症状，阴虚则常见发热症状。

寸部微脉多主阳虚，故见怕冷畏寒；尺部微脉多主阴虚，故见发热。男性脉来微细多主阳气虚损，女性脉来微细多主崩漏下血伤阴。

寸部为阳，寸部出现动脉多主气亏虚致汗出过多。尺部为阴，尺部出现动脉可见发热、疼痛、惊悸、崩漏。

体内原本气弱血虚而又与阴寒邪气相互搏击，则出现革脉。如在男性表现为严重精亏，在女性的症状为崩漏失血。

阳盛则促，肺痈阳毒。阴盛则结，疝瘕积郁。代则气衰，或泄脓血。伤寒心悸，女胎三月。

肺痈：病名，指肺部发生痈疡而咯吐脓血的病证，主症为潮热、咳喘、吐黏臭脓痰、胸痛等。

【白话译文】

凡阳热盛极而伤阴时，多见到促脉。促脉主阳盛，症状表现为肺痈或阳毒。结脉主阴盛，症状表现为疝气、癥瘕、积聚、气血痰食内郁。

代脉主阳气衰微，症状表现见下利脓血，或久病伤寒、阳虚心悸。女性妊娠三月，也会出现代脉，主要因恶心呕吐所致气机阻滞，脉气难接续。

临床常见相兼脉与主病归纳表

相兼脉	主治病证
浮紧脉	表寒
浮缓脉	表虚
浮数脉	表热
浮滑脉	风痰或表证挟痰
沉迟脉	里寒
沉紧脉	里寒、痛证
沉滑脉	痰饮、食积
沉弦脉	肝郁气滞、痛证
沉涩脉	血瘀
沉细脉	里虚、气血虚
沉细数脉	阴虚或血虚有热
沉数脉	里热
弦紧脉	寒痛、寒凝肝脉
弦数脉	肝热、肝火
弦滑脉	肝热挟痰、停食
弦迟脉	寒滞肝脉
弦细脉	肝肾阴虚、血虚肝郁或肝郁脾虚
滑数脉	痰热、痰火或内热食积
洪数脉	气分热盛
细涩脉	血虚挟瘀、精血不足

读书笔记

七、杂病脉象

脉之主病，有宜不宜。**阴阳顺逆**，凶吉可推。

中风浮缓，急实则忌。浮滑中痰，沉迟中气。

尸厥沉滑，卒不知人。入脏身冷，入腑身温。

脉证顺逆和脉证从舍示意图

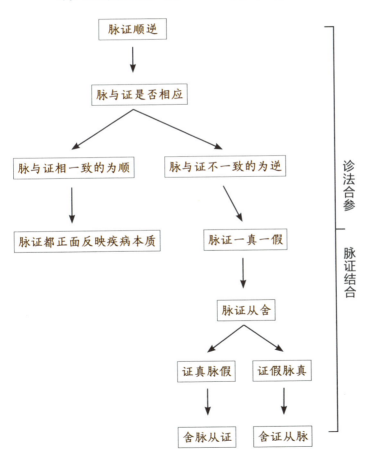

阴阳顺逆：阴与阳指脉象与症状的阴阳属性，顺与逆指脉与证的阴阳属性相合为顺。热象为阳，数脉阳，热象得数脉为顺；相反，证脉的阴阳属性不相合，则为逆，如阳热象见属阴的迟脉即为逆。

读书笔记

脉证顺逆表

病证	顺（脉）	逆（脉）	备注
中风	浮迟	坚大、急疾	
伤寒热病	浮紧、洪数	沉微、涩小	脉静为顺，脉躁为逆
咳嗽	浮濡	沉伏	
哮喘	浮滑	沉涩	
劳瘵	缓滑	细数	
失血	芤、缓小	数大	
癫狂	浮洪	沉急	
风痹	浮缓	沉小、弦、无胃	
呕吐	浮滑	沉数、细涩	
霍乱	代	伏	
泄泻	沉小、滑弱	实大、浮数	
火热	洪数	微弱	
淋证	实大	涩小	
疝气	弦急、牢急	弱急	
黄疸	洪数、浮大	微涩	
肿胀	浮大、洪实	细沉微	
积聚	实	沉细	
心腹痛	紧细	浮大	
痈疽	洪大（未溃）	洪大（已溃）	痈疽未溃，洪大脉宜；及其已溃，洪大最忌
肠痈	滑数	沉细	

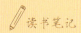
读书笔记

【白话译文】

每种脉象的主病，应与证合参。病与脉相合为宜，不相合则为不宜。脉与证的阴阳属性相合为顺、为吉，脉与证的阴阳属性不相合为逆、为凶。

风邪乘虚侵袭所致的中风病，脉应浮缓，这是病与脉相宜的脉象。如果见坚实而急数之脉，则为病邪太盛之象，是中风病所忌讳的。中痰的患者，脉来多浮滑。中气的患者，脉来多沉迟。

尸厥病变，脉象沉滑，突然昏倒，不省人事。如果身凉肢冷，是邪入五脏；如果身体温暖，是邪入六腑。

尸厥病的形成与治疗

尸厥病是人体经脉经气衰竭，导致身体麻木失去知觉的状态，这主要是络于耳内的五条经脉的络脉经气衰竭所致。治疗时应针刺下图右侧标示的穴位。

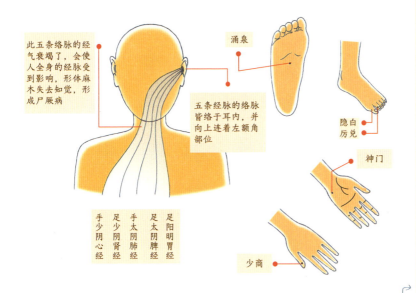

此五条络脉的经气衰竭了，会使人全身的经脉受到影响，形体麻木失去知觉，形成尸厥病

涌泉

五条经脉的络脉皆络于耳内，并向上连着左额角部位

隐白
厉兑

神门

手少阴心经　足少阴肾经　手太阴肺经　足太阴脾经　足阳明胃经

少商

🌀 风伤于卫，浮缓有汗。寒伤于营，浮紧无汗。

暑伤于气，脉虚身热。湿伤于血，脉缓细涩。

伤寒热病，脉喜浮洪。沉微涩小，证反必凶。

汗后脉静，身凉则安。汗后脉躁，热甚必难。

脉静：脉来和缓平静不急躁，表示疾病好转或不会恶化。

脉躁：指患病过程中，脉象变得比原来急数躁动，一般表示邪气内传，病情向坏的方向发展。

风邪对人体的伤害

风邪是六淫之首，风邪侵入人体，阻塞毛孔，在身体上下窜行，导致人体经脉不通，使人发冷或发热。

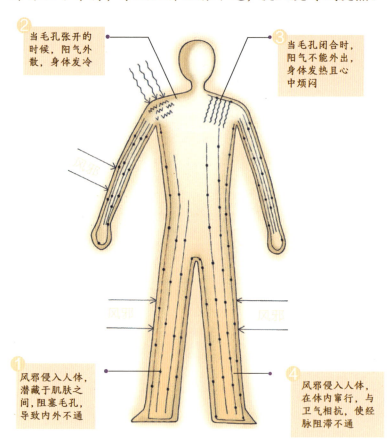

② 当毛孔张开的时候，阳气外散，身体发冷

③ 当毛孔闭合时，阳气不能外出，身体发热且心中烦闷

寒邪

风邪　　　风邪

① 风邪侵入人体，潜藏于肌肤之间，阻塞毛孔，导致内外不通

④ 风邪侵入人体，在体内窜行，与卫气相抗，使经脉阻滞不通

读书笔记

【白话译文】

风邪属阳邪，风性散发，卫气受损不能固表，所以脉象浮缓，身有汗出。寒邪属阴邪，寒性收敛，初期多是营气受伤，所以脉象浮紧，腠理致密无汗。

暑邪属阳邪，其性炎热，最容易耗散人体的真气，所以尽管身上发热，脉来却见虚。湿邪属阴邪，湿性黏滞，容易闭着于血分，影响到血液的运行，故脉来多细缓而滞涩。

寒邪属阴邪，若寒邪入里化热，脉当出现浮洪。如果脉来沉、微、涩、小，是阳证见阴脉，是邪热有余、正气大伤的反映，预示着疾病不易治疗。

凡是外感病，经过出汗以后，脉来和缓平静不急躁，热退身凉，表示疾病好转。如果出汗以后，热不退而反加甚，脉不静而反躁急，说明病变还在发展，治疗较困难。

暑邪致病的表现

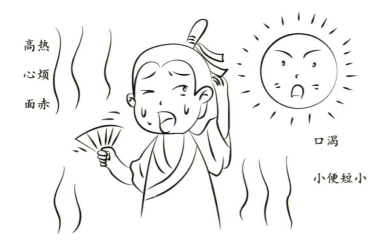

高热
心烦
面赤

口渴

小便短小

饮食内伤，气口急滑。劳倦内伤，脾脉大弱。

欲知是气，下手脉沉。沉极则伏，涩弱久深。

火郁多沉，滑痰紧食。气涩血扎，数火细湿。

滑主多痰，弦主留饮。热则滑数，寒则弦紧。

气口：即寸口。

火郁：六郁之一，即热郁。

浮滑兼风，沉滑兼气。食伤短疾，湿留濡细。

常见饮食劳伤类型及其临床表现

		病机概要	临床表现
饮食所伤	任恣肥甘饮食不节运化失常	饮食伤在胃	胃痛，恶闻食臭，饮食不佳，胸膈痞满，吞酸嗳腐，舌苔厚腻，脉滑有力
		饮食伤在肠	腹痛，泄泻
		误食毒物	呕吐恶心，或吐泻交作，腹痛如绞
劳逸所伤	过劳	损伤元气	倦怠无力，嗜卧，懒言，食欲减退，脉缓大或浮或细等
	过逸	气血运行不周，气血郁滞	体胖行动不便，动则喘喝，心悸短气，肢软无力

【白话译文】

最常见的内伤病，主要分为饮食和劳倦两种，同时还须分辨在气、在血，以及兼见痰、火、寒、湿等的不同。因饮食失宜所致的内伤病，寸口部位多见急数而滑的实邪脉象。因劳倦太过所致的内伤病，多见脾脉豁大而虚弱无力。

如果气分的劳伤很严重，则脉出现沉象。沉脉进一步发展，出现极沉的伏脉或者弱而涩的脉象，则表明劳伤是时间既久病亦较深。

邪火内郁不能外达，则脉象多见沉实。滑脉主痰，紧脉为伤食。涩脉主气滞，芤脉为失血。数脉为有火，细脉为兼湿。

滑脉为痰饮内盛,弦脉是留饮不去。兼热则脉滑而数,兼寒则脉弦而紧。

脉象浮滑为兼有风邪,脉象沉滑为兼有气滞。伤于饮食,则脉来短而疾。湿浊内阻,则脉来濡而细。

六郁的病因及病机

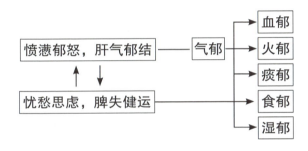

气滞与气逆

气滞是气在局部阻滞不通,如肝郁气滞。气逆是气没有正常地升或降,而是往相反的方向运行,如胃气上逆。

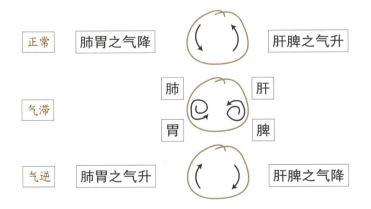

疟: 即疟疾。指以间歇性寒战、高热、汗出为特征的一种病。

昌: 兴旺、昌盛之意。

疟脉自弦, 弦数者热, 弦迟者寒, 代散者折。

泄泻下痢, 沉小滑弱, 实大浮洪, 发热则恶。

呕吐反胃, 浮滑者昌, 弦数紧涩, 结肠者亡。

霍乱之候, 脉代勿讶, 厥逆迟微, 是则可怕。

常见疟疾与治疗

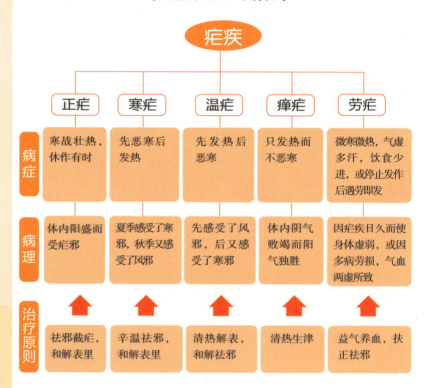

	正疟	寒疟	温疟	瘅疟	劳疟
病症	寒战壮热, 休作有时	先恶寒后发热	先发热后恶寒	只发热而不恶寒	微寒微热, 气虚多汗, 饮食少进, 或停止发作后遇劳即发
病理	体内阳盛而受疟邪	夏季感受了寒邪, 秋季又感受了风邪	先感受了风邪, 后又感受了寒邪	体内阴气败竭而阳气独胜	因疟疾日久而使身体虚弱, 或因多病劳损, 气血两虚所致
治疗原则	祛邪截疟, 和解表里	辛温祛邪, 和解表里	清热解表, 和解祛邪	清热生津	益气养血, 扶正祛邪

【白话译文】

疟疾患者, 多出现弦脉, 为疟病应见之脉。弦而兼数为热邪盛, 弦而兼迟为寒邪盛。若突然出现了代脉或散脉, 这是极虚的脉象, 则表明正气大亏, 病情转危。

读书笔记

痢疾腹泻患者，脉象应见沉小或滑弱。如果脉来实大或浮洪，甚至发热不退，则表明病变还在急剧地发展，病情危重。

呕吐反胃患者，得浮滑之脉为佳，表明精气还没有大伤，病情尚轻。如果脉来弦数紧涩，肠结便秘，则表明正气大亏，这种病变多半预后不良。

霍乱的病变，多为传染秽毒而成，如见代脉不必惊讶。如见四肢厥冷、脉象迟微，这是阳气衰竭、寒邪太盛之候，则是最可怕的。

五泄

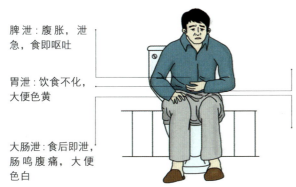

脾泄：腹胀，泄急，食即呕吐

胃泄：饮食不化，大便色黄

大肠泄：食后即泄，肠鸣腹痛，大便色白

小肠泄：小便频急而失控，大便带脓血，少腹痛

大瘕泄：即痢症。腹中欲泄，肛门如坠重物，如厕却便不出多少，阴茎中疼痛

🐚 **咳嗽多浮，聚胃关肺。沉紧小危，浮濡易治。**
喘急息肩，浮滑者顺，沉涩肢寒，散脉逆证。

聚胃关肺：指咳嗽发病多与肺胃相关。

息肩：肩部随呼吸而上下活动。

【白话译文】

咳嗽病变，病位在肺，脉多见浮象，据《素问·咳论》"聚于胃，关于肺"的说法，是病邪聚于胃上犯于肺所致。如见沉紧小象，说明肺胃之气大伤，肺中的邪气犹重，为病危之兆。如见浮濡之象，表明肺气虽然虚弱，但邪气并不严重，则病轻易治。

喘息急促，张口抬肩，脉见浮滑之象，说明是风痰滞于肺，使肺气不能下降，只要风痰一去，喘息就可以平静下来，为病顺证轻之兆。如果脉见沉涩之象而四肢寒冷的，或兼见散脉的，是肺气虚弱已极的反映，为病逆难治之象。

咳嗽病位在肺胃

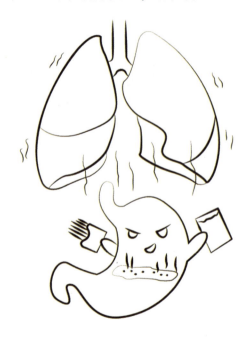

读书笔记

病热有火，洪数可医。沉微无火，无根者危。

骨蒸发热，脉数而虚。热而涩小，必殒其躯。

劳极诸虚，浮软微弱。土败双弦，火炎急数。

【白话译文】

火热咳嗽，脉来洪数，热证热脉，便于治疗。如脉来沉微，则为虚火咳嗽。如果脉来散漫无根，则为病危之象。

骨蒸发热之病，脉见数而无力。假使发热而脉来涩小，说明阴精枯竭，则为生命危险之兆。

"五劳""六极"诸种虚证，都是阴精、阳气虚损导致的病变，脉象应见浮软微弱。如果双手关脉均见弦象，习惯称作"双弦"，则为脾气衰败的表现。如果见急数之脉，则为阴虚至极、阳亢成火的表现。

诸病失血，脉必见芤。缓小可喜，数大可忧。

瘀血内蓄，却宜牢大。沉小涩微，反成其害。

【白话译文】

诸种失血病证，必会出现血液虚少的芤脉。如果脉来缓小，则是虚证虚脉，脉证相应，是一种较好的现象。如果脉来数大，说明邪热病变还在发展，是令人忧虑之象。

如果有瘀血停于体内，脉象宜见牢大，这是实证实脉，

无根：指无根脉。无根脉的特征是尺脉沉取，无脉动应指，便是无根，提示"先天之本"肾气绝，病情危重。另，寸、关、尺三部沉取，无脉动应指，也称"无根脉"，也提示病情危重。

骨蒸：病证名，症见自感内如蒸，潮热而无力。

失血：病证名，各种大量出血证候的总称。

瘀血：病因病证名。指人体脉内或脉外有积存血液而未消散者。

脉证相应。如果是沉小涩微的虚脉，实证现虚脉，攻补两难，则是病情较重的表现。

瘀血产生的原因

瘀血 —— 气滞
—— 外伤
—— 气虚
—— 血寒
—— 血热

🌀 **遗精白浊，微涩而弱。火盛阴虚，芤濡洪数。**
三消之脉，浮大者生。细小微涩，形脱可惊。

三消：上消、中消、下消的合称。病证名指以多饮、多食易饥、多尿、逐渐消瘦为主要特征的一类疾病。可能包括现代的"糖尿病""甲状腺功能亢进"等病。

【白话译文】

遗精白浊之病，基本上是属于虚证，脉应微涩而弱。如果是火盛伤阴，阴液亏虚，就可见到洪而芤或数而濡的脉象。

三消病变，渴而多饮为上消，饥而多食为中消，饮而多尿为下消。三者多由燥热太盛所致，脉象浮大甚至数大，为脉证相应，尚可救治。如果出现了细小微涩的虚脉，且形体消瘦，说明精气耗散，病情已极为严重了，则为病重之象。

消渴病的分型

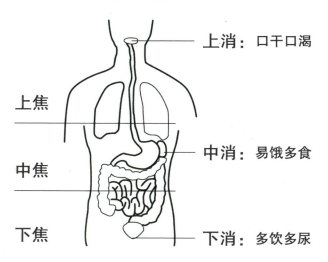

上消：口干口渴

上焦

中消：易饿多食

中焦

下焦

下消：多饮多尿

🐚 **小便淋闭(bì)，鼻头色黄。涩小无血，数大何妨。**

闭：指小便秘涩难通。

　　大便燥结，须分气血。阳数而实，阴迟而涩。

【白话译文】

　　患淋证和闭证，淋证是小便点滴而出，闭证是小便闭结不能。如果鼻头颜色发黄，是脾胃湿热内盛的表现。如果脉来涩小，这是精血大伤不能化津化气的重证。如果脉来数大，为脉证相应，没有什么妨碍。

　　大便干燥秘结，要辨别燥热邪气究竟结在气分还是在血分。在气分为阳结，脉来多数而实；在血分为阴结，脉来多迟而涩。

读书笔记

淋病的证型及其症状表现

证型	症状表现
石淋	小便时如见沙石，尿道疼痛，或腰腹绞痛难忍，即"下如沙石"
膏淋	小便混，色如米泔，置之沉淀如絮状，上有浮油如脂，即"下如膏脂"
劳淋	小便淋沥不畅，时作时止，遇劳即发，即"从劳力而得"
气淋	少腹膨满胀气，常有余沥未尽，即"气滞不通，脐下闷胀痛"
血淋	热邪损伤血络，瘀血停蓄膀胱，尿道疼痛，状如刀割

癫乃重（chóng）阴，狂乃重阳。浮洪吉兆，沉急凶殃。

痫脉宜虚，实急者恶。浮阳沉阴，滑痰数热。

重阴：两种属阴的事物重合到同一事物上的称呼。

【白话译文】

癫病是由于痰浊阴邪太重所致，狂病是由于火热阳邪太重所致。如脉象浮洪，则为实证现实脉，是病顺的表现，病变单纯且易于治疗。如脉象沉急，说明病变已经深入，为脉证不合，是病逆的表现，不易治疗。

痫病即心神虚弱，又为风痰所扰。如见虚脉，表明风痰邪气并不太重，所以为相宜。如见实脉，说明风痰重，邪气盛，则为凶象。脉浮为阳证，脉沉为阴证，脉滑为痰证，脉数为热证。

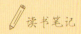
读书笔记

癫痫患者的养生原则

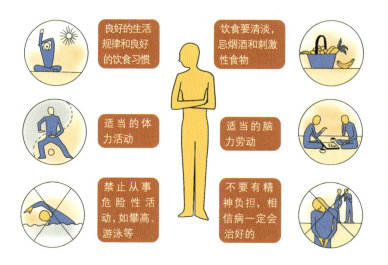

良好的生活规律和良好的饮食习惯

饮食要清淡，忌烟酒和刺激性食物

适当的体力活动

适当的脑力劳动

禁止从事危险性活动，如攀高、游泳等

不要有精神负担，相信病一定会治好的

喉痹之脉，数热迟寒。缠喉走马，微伏则难。

喉痹：病名，各种咽喉肿痛病证，统称喉痹。

【白话译文】

喉痹的脉象，脉来见数的属热证，脉来见迟的则为寒证。缠喉风、走马喉痹，均为喉痹重证，如果脉来微伏，说明精气枯竭、毒势蔓延，故属难治之病。

诸风眩晕，有火有痰。左涩死血，右大虚看。
头痛多弦，浮风紧寒。热洪湿细，缓滑厥痰。
气虚弦软，血虚微涩。肾厥弦坚，真痛短涩。

死血：即瘀血。

【白话译文】

诸种内风眩晕，病因一般以精气虚损、痰火上攻最为常见。左手脉涩，多为瘀血；右手脉来虚大的，多属气虚。

头痛病的患者，多见弦脉。脉来见浮的，多属外感风邪。脉来见紧的，多属外感寒邪。脉来见洪的，多属热病。脉来见细的，多属湿病。脉来缓弱的，多为暑病。脉来见滑的，多为痰病。

脉来弦软的，多为气虚。脉来微涩的，多为血虚。脉来弦坚的，多为肾气厥逆。脉来短涩的，多为真头痛。

厥病可治，真痛必死

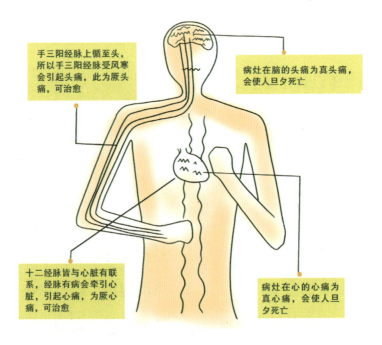

手三阳经脉上循至头，所以手三阳经脉受风寒会引起头痛，此为厥头痛，可治愈

病灶在脑的头痛为真头痛，会使人旦夕死亡

十二经脉皆与心脏有联系，经脉有病会牵引心脏，引起心痛，为厥心痛，可治愈

病灶在心的心痛为真心痛，会使人旦夕死亡

读书笔记

瘀血舌象之一：舌体上出现瘀点或瘀斑

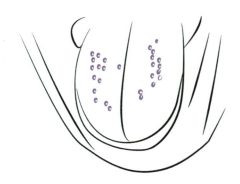

🌀 **心腹之痛，其类有九。细迟从吉，浮大延久。**

　　疝气弦急，积聚在里。牢急者生，弱急者死。

　　腰痛之脉，多沉而弦。兼浮者风，兼紧者寒。

　　弦滑痰饮，濡细肾着。大乃肾虚，沉实闪

朒（nà）。

闪朒：含紧缩不
舒意。闪朒，解
释为由于动作伸
缩俯仰不当而伤
及腰部，似可合
文意。

【白话译文】

　　心腹疼痛，共有九种（虫痛、疰痛、气痛、血痛、悸痛、食痛、饮痛、冷痛、热痛）。如果脉来细迟，说明只是正气不足，但病邪并不严重，可望速愈。如脉来浮大，说明不仅正气虚衰，而且病邪也很严重，将迁延难愈。

　　患疝气病的脉象，弦急有力，为积聚在内所致。如脉见牢急，说明阴寒实邪在里，只需用温散寒邪的方法，便可治愈。如果脉来弱中带急，是阳气既已大虚，寒湿阴邪又特盛，治疗是很困难的。

患腰痛的脉象，多见沉弦。如果兼见浮脉，属于风邪。兼紧者，属于寒邪。脉弦滑的，属于痰饮。脉象濡细的，属于肾着。脉见虚大的，属于肾虚。脉见沉实的，多属闪挫外伤性腰痛。

疝气的证型及其症状表现

疝气证型	症状表现
寒疝	寒邪侵袭厥阴经，症见阴囊冷硬肿痛，痛引睾丸，阳痿不举，喜暖畏寒，形寒肢冷等
筋疝	肝经湿热，房室劳伤所致茎中作痛，筋挛急缩，或痒或肿，或筋缓不收，或有精液流出
水疝	肾虚，复感风寒，湿流囊中致阴囊肿大疼痛，亮如水晶，或湿痒汗出，小腹按之有水声
气疝	每于恼怒过度或过劳时发作，气平静即逐渐缓解，发作则阴囊偏坠肿痛，上连腰部
血疝	素有瘀血，或跌仆损伤，阴囊、睾丸瘀血肿痛，痛如锥刺，痛处不移
狐疝	小肠坠入阴囊，卧则入腹，立则出腹，如狐之出入无常
癫疝	寒湿引起的阴囊肿大、坚硬、重坠、胀痛。亦指女性少腹肿的病证

🌀 **脚气有四，迟寒数热。浮滑者风，濡细者湿。**

痿病肺虚，脉多微缓。或涩或紧，或细或濡。

痿：病名，指四肢枯萎，不能运动。

风寒湿气，合而为痹。浮涩而紧，三脉乃备。

五疸实热，脉必洪数。涩微属虚，切忌发渴。

【白话译文】

脚气病变，为寒湿或湿热等侵袭足胫而成。一般可分为四种脉象：见迟脉的，属寒湿邪盛；见数脉的，属热湿邪盛；见浮滑脉的，属风湿邪盛；见濡细脉的，属湿邪盛。

痿证的形成，这里主要指由肺虚所致，脉象多微弱而迟缓。或兼见有涩、紧、细、濡，都是精血不足，筋骨、经脉失去了濡养的缘故。

风、寒、湿三种病邪侵犯人体，留而不去，就会引起痹证。痹证的脉象，以浮、涩、紧三脉最为常见，浮紧是风、寒、湿邪痹着于经脉的反映，涩是气血不足的表现。

黄疸、谷疸、酒疸、女劳疸、黑疸五种疸病，多因湿热所致。这种湿热属于实邪，所以便常出现洪数的实脉。如果脉象涩微，是精气两虚的表现，如见发渴不止是热邪盛而精液枯竭的征兆，邪盛正衰，病变恶化，所以最忌见到此种脉象。

痹证的症状

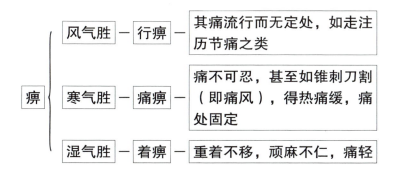

痹
- 风气胜 — 行痹 — 其痛流行而无定处，如走注历节痛之类
- 寒气胜 — 痛痹 — 痛不可忍，甚至如锥刺刀割（即痛风），得热痛缓，痛处固定
- 湿气胜 — 着痹 — 重着不移，顽麻不仁，痛轻

水：即为水气（从病理而言），亦可称水肿（从症状而言）。

🍥 **脉得诸沉，责其有⽔。浮气与风，沉石或里。**

沉数为阳，沉迟为阴。浮大出厄，虚小可惊。

【白话译文】

水肿病，因水湿阴邪太盛，以致肌肉肿满，故多出现阴邪盛的沉脉。水肿而脉见浮，多属气水或风水，脉沉则多见于石水和里水。

脉沉而数的，多见于阳水肿病。脉沉而迟的，多见于阴水肿病。脉象浮大，是实证见实脉，为向愈征兆。脉象虚小，是实证见虚脉，为病重表现。

水肿病的病因

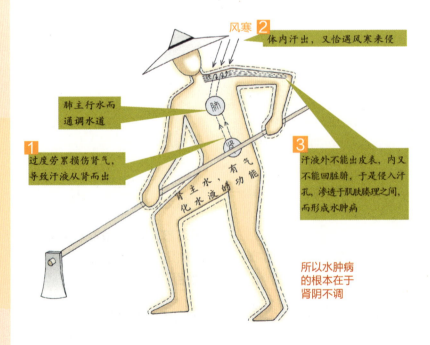

风寒 **2** 体内汗出，又恰遇风寒来侵

肺主行水而通调水道

1 过度劳累损伤肾气，导致汗液从肾而出

肾主水，有气化水液的功能

3 汗液外不能出皮表，内又不能回脏腑，于是侵入汗孔，渗透于肌肤腠理之间，而形成水肿病

所以水肿病的根本在于肾阴不调

读书笔记

胀满脉弦，土制于木。湿热数洪，阴寒迟弱。

浮为虚满，紧则中实。浮大可治，虚小危极。

五脏为积，六腑为聚。实强者生，沉细者死。

中恶腹胀，紧细者生，脉若浮大，邪气已深。

胀满：指胸胁脘腹部位胀满不舒的症状。可由多种原因引起，如气滞、食滞、大便秘结等。

中实：即腹中有实滞。

中恶：病名。指由秽浊恶毒不正之气所中为病。

胀病的区别

病名	症状
水胀	眼睑微肿，颈动脉搏动明显，常咳，两大腿内侧感觉寒凉，足胫部肿胀，腹部胀大
肤胀	腹胀，叩击时有鼓音，全身上下肿胀，皮厚
鼓胀	腹胀，全身肿大，颜色苍黄，腹部青筋暴起
肠覃	卫气不能正常运营而积聚，病恶的邪气产生，并生成息肉
石瘕	子门闭塞，月经不能按时来潮

【白话译文】

胀满病多数是肝强脾弱的病变，因此出现肝强的弦脉。如果由湿热内蕴浊气滞留胸腹所致，则脉象洪数。如果由阴寒邪气积而不散引起，则脉象迟弱。

如果脉来浮细，多为虚胀；脉来紧急，多为实胀。胀满脉见浮大的，表明正气还在，为可治之脉；脉见虚小的，表明正气衰败，为病危之脉。

积病属于五脏方面的病变，聚病属于六腑方面的病变。脉来实强的，是正气还没有完全衰败，所以病情较轻；脉来沉细的，说明正气虚损已极，病变极重。

读书笔记

中恶多见于病后，忽然气绝不省，出现腹胀，脉象紧而细的，说明正气虽衰但邪气不盛，病轻尚有生机。脉象若见浮大，是邪气已经深入的表现，病情比较严重。

🌀**痈疽** (jū) 浮散，恶寒发热。若有痛处，痈疽所发。

脉数发热，而痛者阳。不数不热，不疼阴疮。

未溃痈疽，不怕洪大。已溃痈疽，洪大可怕。

肺痈已成，寸数而实。肺痿之形，数而无力。

肺痈色白，脉宜短涩。不宜浮大，唾糊呕血。

肠痈实热，滑数可知。数而不热，关脉芤虚。

微涩而紧，未脓当下。紧数脓成，切不可下。

【白话译文】

患痈疽而脉来浮散，症见恶寒、发热。如果身上有刺痛的地方，此处可能就是痈疽发生的部位。

痈疽发生后，如果出现数脉，身体发热、肿痛，这是属于热邪盛的阳证。如果不出现数脉，身体既不发热又不疼痛，便属于寒邪盛的阴证。

脉来洪大，是阳证，说明很快就要溃脓了，溃了脓，热毒即自行消散而愈，故不用害怕。已经溃脓的痈疽，脉搏还继续洪大，说明疮毒未除而气血已伤，故言可怕。

痈疽：病名。泛指一切疮疡。另痈与疽分言又有区别，疮面深而恶者为疽，疮面浅而大者为痈。

溃：身体某部的疮肿因腐烂而破口。

✏读书笔记

肺痈病变发生后，因热毒内盛，故必寸脉多数而实。肺痿的病变，主要是由于精气两虚，所以脉来虽数，却是无力的。

肺痈患者，面色㿠白，同样是气血极虚的表现，所以以脉来短涩为宜。如果脉来浮大，还会出现咳唾浊痰、脓血，说明病势还在不断发展。

肠痈为湿热或瘀血郁积肠内的病变，脉象应见滑数，这属实证。如果脉象数而无力且身体不发热，甚至还会出现芤虚的脉象，这是痈疡溃脓、血液耗散的缘故。

如果脉象微涩而紧，微涩脉虽属虚象，但紧脉却是湿浊凝滞的征象，则是肠痈尚未成脓，应当用下法治疗。如果脉象紧数，则是已经成脓的信号，切不可用下法治疗。

痈和疽的鉴别诊断

类别	痈	疽
属性	阳证	阴证
初病	急暴	缓慢
深浅	皮肉之间	筋骨之间
颜色	红，表皮发红	白色，皮色不变
肿状	高肿根束	漫肿或无根
疼痛	剧烈	不痛或微痛
热度	灼热	不热或微热
脓液	黏稠	稀薄
轻重	易消易溃易敛	难消难溃难敛
预后	良好	轻差

读书笔记

八、妇儿脉法

妇人之脉，以血为本。血旺易胎，气旺难孕。

少阴动甚，谓之有子。尺脉滑利，妊娠可喜。

滑疾不散，胎必三月。但疾不散，五月可别。

左疾为男，右疾为女。女腹如箕 (jī)，男腹

如釜 (fǔ)。

欲产之脉，其至离经，水下乃产，未下勿惊。

新产之脉，缓滑为吉，实大弦牢，有证则逆。

箕：簸箕。

釜：古代的锅。

水：指孕妇胞宫内的羊水。

女性生理活动的脉象变化

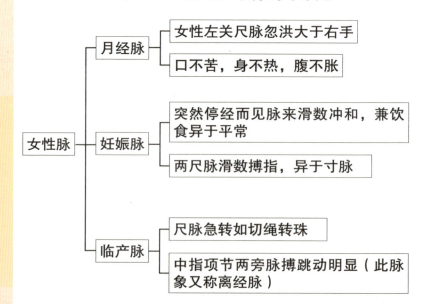

女性脉
- 月经脉
  - 女性左关尺脉忽洪大于右手
  - 口不苦，身不热，腹不胀
- 妊娠脉
  - 突然停经而见脉来滑数冲和，兼饮食异于平常
  - 两尺脉滑数搏指，异于寸脉
- 临产脉
  - 尺脉急转如切绳转珠
  - 中指项节两旁脉搏跳动明显（此脉象又称离经脉）

读书笔记

切中指离经脉法示意图

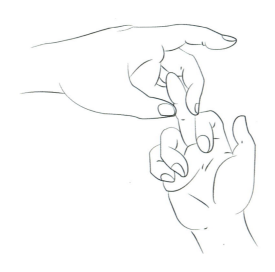

【白话译文】

诊察女性的脉象，要从营血的虚、实、寒、热几方面来分辨，因为女性的生理活动以营血为本。营血旺盛便容易受精成胎，阳气过旺而营血不足便难于受孕。

女性怀孕以后，首先从手少阴心经的脉搏反映出来，脉搏动数急，往来流利，为有孕之脉。尺部脉滑很流利，那就是妊娠之象。

尺脉更显滑而疾数，惟稍加重按便略带软散，则受孕已达三月，为胎气初成。尺脉只是滑而疾数，没有软散的现象，则怀胎已五月有余，则胎已壮实。

左尺脉来多滑疾，腹部膨隆如釜（锅）底，圆而尖凸，预示胎儿可能为男。右尺脉来多滑疾，腹部胀大呈簸箕形，

读书笔记

圆而稍平，预示胎儿可能为女。

临产之脉，因为它与平常所见的脉象有区别、有距离，所以把这种脉叫作离经脉。凡孕妇临产，羊水得下即可生产，羊水未下也不必惊慌。

生产之后，胎去血虚，但脉来犹见缓滑的为吉。如果见实大弦牢，并伴有不适感的，则为逆证。

虎口纹：指小儿食指外侧脉络（即细小的血管）隐现在虎口处，亦称望指纹。今称望小儿食指脉络。

🌀 小儿之脉，七至为平。更察色证，与虎口纹。

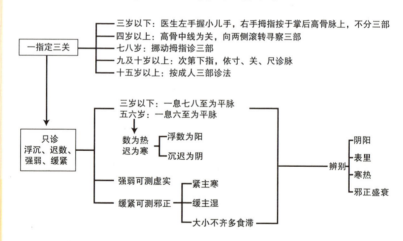

诊小儿脉示意图

读书笔记

【白话译文】

小儿的脉象，一息七至为标准。临证之际，更应注意观察面部色泽、指纹的变化，以及虎口脉纹的变化。

诊小儿脉常采用一指总候三部诊法，简称"一指定三关"

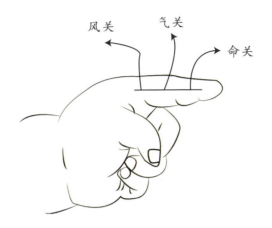

对三岁以下婴幼儿的诊脉法

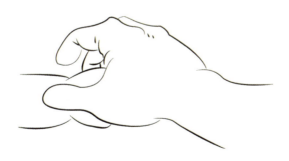

对四岁以上小儿的诊脉法

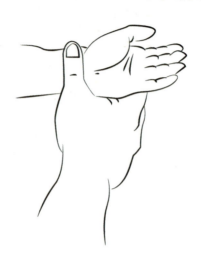

九、奇经八脉诊法

奇经八脉：指经
脉系统中有异于
十二正经的八条
经脉，有督脉、
任脉、冲脉、带
脉、阴跷脉、阳
跷脉、阴维脉、
阳维脉。

七疝：病名。《素
问·骨空论》载
有七疝，即冲疝、
狐疝、㿗疝、厥
疝、瘕疝、癀疝、
癃疝。

瘛疭：指肢体抽搐。

奇经八脉，其诊又别。直上直下，浮则为督。

牢则为冲，紧则任脉。寸左右弹，阳跷可决。

尺左右弹，阴跷可别。关左右弹，带脉当诀。

尺外斜上，至寸阴维。尺内斜上，至寸阳维。

督脉为病，脊强癫痫。任脉为病，七疝瘕坚。

冲脉为病，逆气里急。带主带下，脐痛精失。

阳维寒热，目眩僵仆。阴维心痛，胸胁刺筑。

阳跷为病，阳缓阴急。阴跷为病，阴缓阳急。

癫痫瘛疭 (chì zòng)，寒热恍惚，八脉脉证，

各有所属。

【白话译文】

奇经八脉的诊法又有不同。脉来都浮，而且直上直下，颇有弦长的体象，为督脉病变。

脉来都现牢象，也是直上直下，颇有弦实的体状，为冲脉病变。寸部脉来见紧，或者从寸至关见细实而长的脉象，为任脉病变。寸部脉来现紧，好像是在左右弹动似的，为阳跷脉病变。

尺部脉来现紧，同样具有左右弹动的情况，为阴跷脉病变。关部脉来现紧，也是左右弹动不休的情况，为带脉病变。

尺部脉向外侧斜上至寸，它的搏动往往是沉大而实，为阴维脉病变。尺部脉向内侧斜上至寸部，它的搏动往往是浮大而实的，为阳维脉病变。

督脉的病变，多见颈项脊背强直，或见癫证和痫证。任脉的病变，多见七种疝证或瘕积一类的硬块病。

冲脉的病变，多见气逆上冲，腹内里急。带脉的病变，主女性带下，男性脐腹疼痛、遗精。

阳维脉的病变，多见恶寒发热、头昏目眩、突然昏倒、身体僵硬。阴维脉的病变，多见心胸两胁刺痛、筑筑悸动不安。

阳跷脉的病变，多见内踝以上经脉拘急，外踝以上经脉弛缓，内为阴，外为阳，故曰"阳缓阴急"。阴跷脉的病变，多见外踝以上经脉拘急，内踝以上经脉弛缓，故叫作"阴缓阳急"。

至于癫痫、肢体抽搐、恶寒发热、精神恍惚，均分属奇经八脉病变，在奇经八脉中，都可能出现，但各有所属的不同部位、不同脉证，必须仔细地进行分辨。

督脉

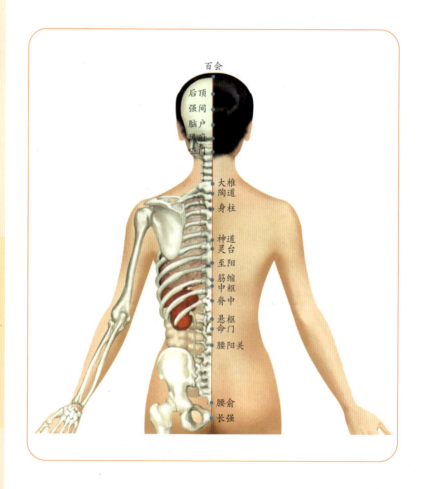

任脉

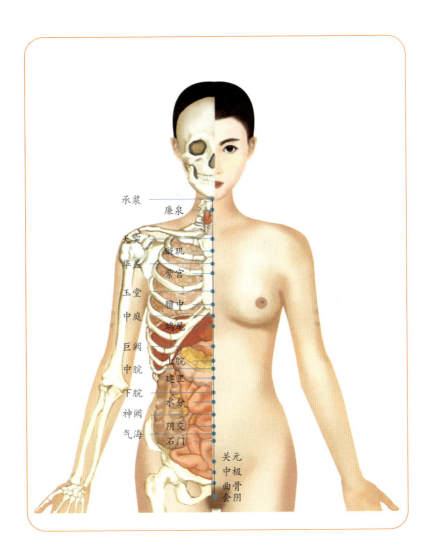

承浆
廉泉
天突
华盖
玉堂
中庭
巨阙
神阙
气海

璇玑
紫宫
膻中
鸠尾
上脘
建里
水分
阴交
石门

盖
堂
庭
脘
脘
阙

关元
极
中曲
会

骨阴

冲脉

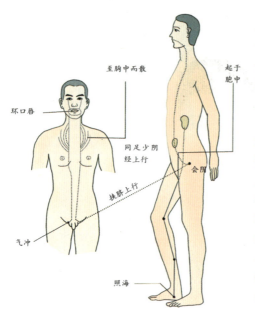

冲脉属于人体奇经八脉之一，起于胞中，下出会阴，并在此分为三支：一支沿腹腔前壁，挟脐上行，与足少阴经相并，散布于胸中，再向上行，经咽喉，环绕口唇；一支沿腹腔后壁，上行于脊柱内；一支出会阴，分别沿股内侧下行到足大趾间。

冲脉能调节十二经气血，故称为"十二经脉之海"。与生殖功能关系密切，冲、任脉盛，月经才能正常排出，故又称"血海"。

带脉

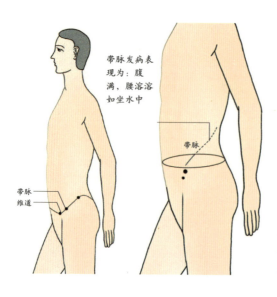

带脉是人体奇经八脉之一。约束纵行之脉以加强经脉之间的联系，如足之三阴、三阳，以及阴阳二跷脉。带脉还主司女性带下并有固护胎儿的作用。带脉循行起于季胁，斜向下行到带脉穴，绕身一周。并于带脉穴处再向前下方沿髋骨上缘斜行到少腹。本经脉交会穴为带脉、五枢、维道（足少阳经）共三穴，左右合六穴。

阳维脉、阴维脉的循行路线

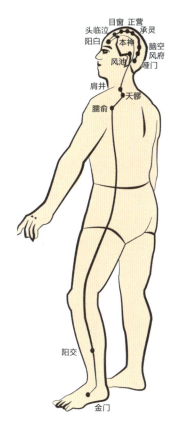

阳维脉

阳维脉是足太阳膀胱经之别脉，起于足太阳膀胱经的金门穴，沿着下肢外侧，经胁肋绕向肩胛部后面，向上经耳后，前行到额部，分布头侧及项后与督脉会合。

阴维脉

阴维脉是足少阴肾经的别脉，起于足少阴肾经的筑宾穴，沿着下肢内侧，进入小腹，通过胁肋上行穿过膈肌和胸腔，到达咽喉及舌根处，与任脉会合。

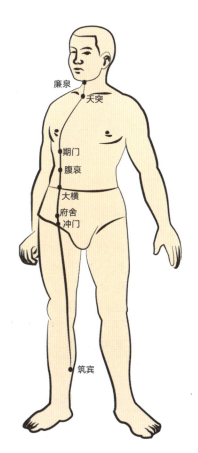

阳跷脉、阴跷脉的循行路线

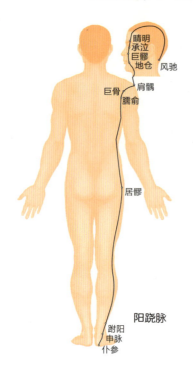

阳跷脉

阳跷脉是足太阳膀胱经之别脉。起于跟中申脉穴，循外踝上行，入风池穴。阴阳跷脉交会于目内眦，入属于脑。

阴跷脉

阴跷脉是足少阴肾经之别脉。起于跟中足少阴肾经之然谷穴，再循内踝上行腹股、生殖器、胸腹，再上行至咽喉，并至睛明穴。

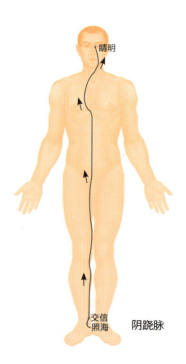

奇经八脉图

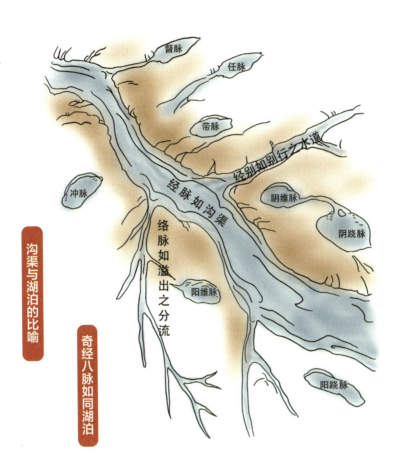

十、真脏绝脉

真脉：即真脏脉。为五脏真气败露的脉象，可见于疾病的危重阶段。

病脉既明，吉凶当别。经脉之外，又有真脉。

肝绝之脉，循刀责责。心绝之脉，转豆躁疾。

循刀责责：如触摸在刀刃之上，坚细而无柔和之象。

脾则雀啄，如屋之漏，如水之流，如杯之覆。

肺绝如毛，无根萧索，麻子动摇，浮波之合。

萧索：萧条，冷落。

肾脉将绝，至如省客，来如弹石，去如解索。

命脉将绝，虾游鱼翔。至如涌泉，绝在膀胱。

真脉既形，胃已无气。参察色证，断之以臆。

胃是五脏精气衰、旺的根本

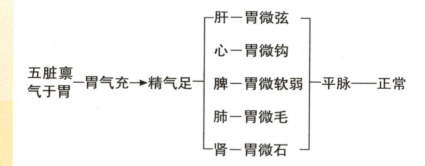

五脏禀气于胃 —胃气充→精气足—
- 肝—胃微弦
- 心—胃微钩
- 脾—胃微软弱 —平脉——正常
- 肺—胃微毛
- 肾—胃微石

读书笔记

胃气败后出现真脏脉，人就会死亡

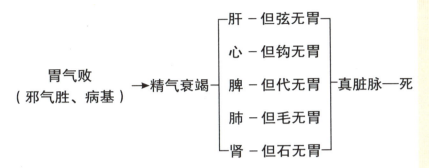

【白话译文】

以上所述各种病脉的脉象和主病都已明晓，对于各种病证的预后好坏，也应该能做出鉴别。而常脉之外，还有真脏脉应予以区分。

肝脏真气衰绝的脉象，好像摸着刀刃，坚硬且乏柔和。心脏真气衰绝的脉象，好像触之如豆旋转，躁急而少从容。

脾脏真气衰绝的脉象，好像鸟雀啄食，连连数急，又如屋漏残滴，时断时续，又如水流不返，杯覆不收，脉气不继。

肺脏真气衰绝的脉象，如触之鸟毛，飘浮无根，缺少生气。如同麻子之动摇，或如浮波之叠合，至数模糊不清。

肾脏真气衰绝的脉象，如不速之客，来去无常，来如弹石，坚劲且乏柔和，去如解索，散乱而无根基。

命门真气衰绝的脉象，来去模糊很难辨识，如虾之游

📝 读书笔记

在波，时隐时现，如鱼之翔在水，似有似无。膀胱真气衰绝的脉象，如涌出的泉水，有去无来，浮散无根。

凡是出现以上种种真脏脉体象的，预示胃气已无，是为危重之证。但也应四诊合参，结合其他见症，综合分析判断。

殆：危险。

阳病见阴，病必危殆(dài)。**阴病见阳，虽困无害。**

上不至关，阴气已绝。下不至关，阳气已竭。

伏脉止歇，脏绝倾危。散脉无根，形损难医。

【白话译文】

阴和阳是互相联系的，阴和阳的正常关系被破坏，就是病态。如果阳热病见阴虚脉，病变必定转危。如果阴寒病却出现阳热的脉，虽然一时病重，但从预后来看，大多是不妨事的。

假使仅有尺脉的搏动，上不及关部的，说明阴气衰绝于下，无力上升。或者仅有寸脉的搏动，下不到关部的，说明阳气竭绝于上，无力下降。

假使脉既沉伏，又还有歇止，说明脏气衰绝，生命将危。或者脉来浮散，重按则无，无根可寻，说明形体衰损，难以医治。

读书笔记

四时五脏脉象常异的对照

夏季：气在心

❶ 常脉：像滚动的圆珠，圆滑往来

❷ 病脉：脉搏急促相连，就像喘气一样，并有微曲之象

❸ 死脉：脉搏前曲后居，如同手持带钩

秋季：气在肺

❶ 常脉：脉搏轻虚而浮，像榆叶飘落

❷ 病脉：脉搏不上不下，就像鸡的羽毛一样，中间空而两边是实的

❸ 死脉：脉搏轻浮，就像风吹细毛一样

春季：气在肝

❶ 常脉：像手握长竹竿的末梢，软弱而长

❷ 病脉：脉搏充盈滑利，就像高举一根长竹竿的末梢

❸ 死脉：脉搏弦硬劲急，就像张开的弓弦

长夏：气在脾

❶ 常脉：脉搏从容、和缓、均匀，像鸡脚踏地

❷ 病脉：脉搏坚实、充实且急促，就像鸡迅速地提脚

❸ 死脉：脉搏尖锐而硬，就像乌鸦的嘴，像鸟的爪子，像屋漏时水滴落，像水流逝

冬季：气在肾

❶ 常脉：脉搏圆滑流利又有回曲之象，按时有种坚实之感

❷ 病脉：脉搏像牵引葛藤一样，脉体坚硬

❸ 死脉：脉搏如绳索突然脱落或如手指弹石那样坚硬

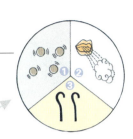
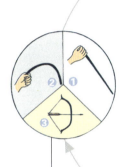
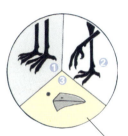
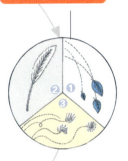
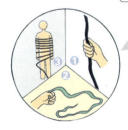

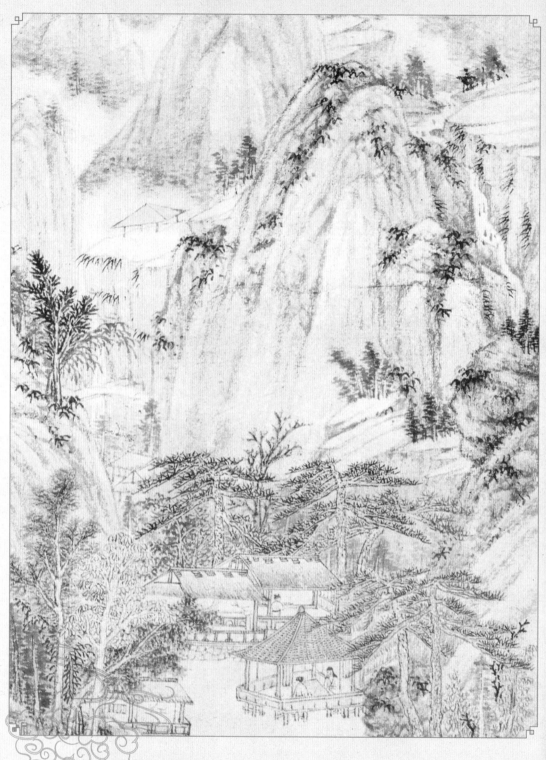

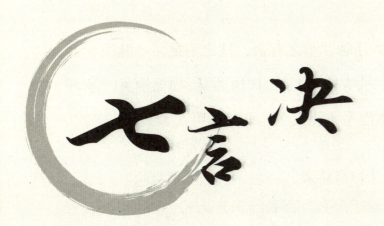

名家带你读

　　本篇讲述了浮脉、沉脉、迟脉、数脉、滑脉、涩脉、虚脉、实脉、长脉、短脉、洪脉、微脉、紧脉、缓脉、芤脉、弦脉、革脉、牢脉、濡脉、弱脉、散脉、细脉、伏脉、动脉、促脉、结脉、代脉27种脉的脉象与主病，以及相类脉、相兼脉的脉象与主病。

一、浮

🌀 浮脉，举之有余，按之不足（《脉经》）。如微风吹鸟背上毛，<u>厌厌聂聂</u>。如循榆荚(《素问》)，如水漂木（崔氏），如捻葱叶（黎氏）。

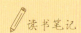

厌厌聂聂：舒缓、轻微。

【白话译文】

浮脉，轻按皮肤即可明显触及，重按就显得没力。打个比方，轻按浮脉的感觉好像微风吹起鸟背上的羽毛一样，轻微而舒缓地搏动；又像摸到轻柔和软的榆钱一般；又像感到如同木块浮在水面上那样的轻浮；又像按在葱管上，浮取即可明显触及，稍加用力里面却很虚软。

浮脉

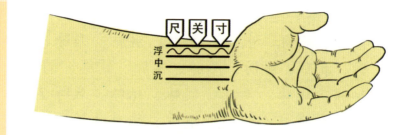

✏️读书笔记

浮脉：如水漂木

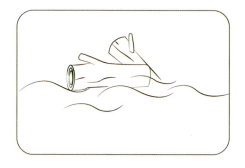

【体状诗】

浮脉惟从肉上行，如循榆荚似毛轻。三秋得令知无恙（yàng），久病逢之却可惊。

恙：这里指病。

【白话译文】

诊察浮脉，轻按皮肤即可明显触及，就如轻轻地抚摸榆钱和鸟毛一般。这种脉在秋季见到，则表明身体健康。如果久病之人见此脉象，就要高度警觉，判断是否是阳气虚浮不能内守的危重之象。

【相类诗】

浮如木在水中浮，浮大中空乃是芤，拍拍而浮是洪脉，来时虽盛去悠悠。浮脉轻平似捻葱，虚

拍拍：脉搏动时应指有力的感觉。

来迟大豁（huò）然空，浮而柔细方为濡，散似杨花无定踪。

豁：开通、敞亮。

【白话译文】

正常的浮脉，指下感觉如木块漂浮在水面上。如果浮脉兼见脉体宽大，重按有一种中间空虚的感觉，称为芤脉。如果浮脉兼见滔滔满指，来盛去衰，称为洪脉。正常的浮脉力度平和犹如捻葱，如果脉来迟缓，按之空豁无力，称为虚脉。如果浮脉兼有细软之象，则称为濡脉。如果脉浮散漫无根似杨花一样飘浮不定，称为散脉。

【主病诗】

寒拘：《素问·举痛论》记载"寒则气收"，寒性收引。寒客经络关节，经脉拘急。

🌀 浮脉为阳表病居，迟风数热紧寒拘。浮而有力多风热，无力而浮是血虚。

【白话译文】

浮脉是人体阳气亢奋的征象，多主表证。如浮兼见迟缓，多为外感风邪。浮而兼数，多为风热。浮而兼紧，多为风寒。脉浮而有力，多为外感风热。脉浮而无力，则为血虚的里证。

【分部诗】

寸浮头痛眩生风，或有风痰聚在胸。关上土衰兼木旺，尺中溲（sōu）便不流通。

溲便：泛指排泄二便，亦特指排尿。

【白话译文】

诊脉分寸、关、尺三部，可分别诊察上、中、下三焦的病变。寸部见浮脉，多主上焦病变，故可见头痛、目眩，以及风热痰浊聚积在胸膈的疾病。关部见浮脉，多主中焦病变，故可见脾气虚弱、肝气旺盛等疾病。尺部脉见浮脉，多主下焦病变，故可见大小便不通利等疾病。

浮脉寸口三部脉象

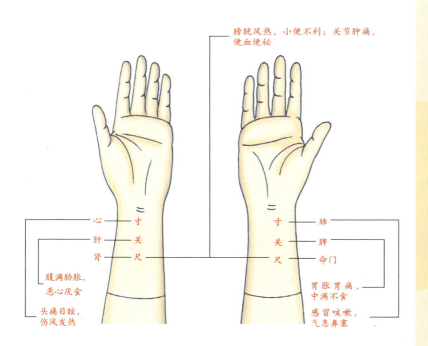

膀胱风热，小便不利；关节肿痛，便血便秘

心 — 寸
肝 — 关
肾 — 尺

寸 — 肺
关 — 脾
尺 — 命门

腹满胁胀，恶心厌食
头痛目眩，伤风发热

胃胀胃痛，中满不食
感冒咳嗽，气急鼻塞

读书笔记

寸、关、尺三部，可以诊察上、中、下三焦的病变

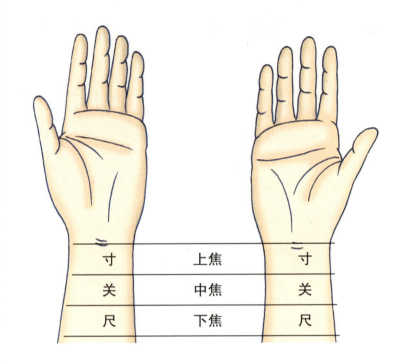

寸	上焦	寸
关	中焦	关
尺	下焦	尺

二、沉

沉脉，重手按至筋骨乃得（《脉经》）。如绵裹砂，内刚外柔（杨氏）。如石投水，必极其底。

如绵裹砂：形容沉脉的脉象。触之感觉表面柔和如绵帛，内里却刚劲如砂石。

【白话译文】

　　诊察沉脉，必须重按至筋骨之间才能触及。沉脉的脉象，指下感觉犹如棉絮裹砂，外表好像柔软，里面却是刚劲有力；又像投入水里的石子一样，必须摸到水底，才可触及。

沉脉

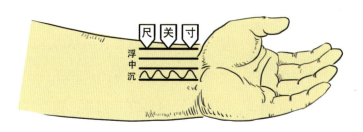

沉脉：如水沉石

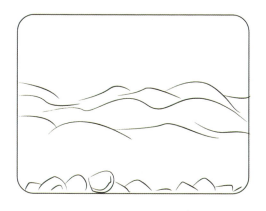

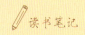

【体状诗】

软：软弱无力。

🐚 **水行润下脉来沉，筋骨之间软滑匀。女子寸亏男子尺，四时如此号为平。**

【白话译文】

　　水的本性滋润下行，沉脉也如水性下行一样，重按到筋骨之间始得。沉脉以软滑均匀为正常。无论在女性的寸部或男性的尺部，只要一年四季都这样，可视为正常的脉象。男性以阳为主，寸脉属阳，所以常比尺脉旺；女性以阴为主，尺脉属阴，所以常比寸脉旺。因此，男性的尺脉多沉，女性的寸脉多沉。

【相类诗】

🐚 **沉帮筋骨自调匀，伏则推筋着骨寻。沉细如棉真弱脉，弦长实大是牢形。**

【白话译文】

　　沉脉的脉象在筋骨之间柔和、均匀地搏动，如果必须用力地推移筋骨才能摸到，则为伏脉。如果脉沉而细软如棉，则为弱脉。如果脉沉而弦大有力，则为牢脉。

🖊 读书笔记

【主病诗】

沉潜水畜阴经病，数热迟寒滑有痰。无力而沉虚与气，沉而有力积并寒。

潜：引申为深藏。

【白话译文】

沉脉主水停于内的阴经病变，脉沉而数为内有热邪，脉沉而迟为内有寒邪，脉沉而滑为痰饮水肿。脉沉而无力，大多为阳虚气陷。脉沉而有力，属于积滞、实寒。

【分部诗】

寸沉痰郁水停胸，关主中寒痛不通。尺部浊遗并泄痢，肾虚腰及下元痌 (tōng)。

痌：疼痛。

【白话译文】

沉脉分见于三部，也各有所主。寸部脉沉，主胸膈间的痰郁、水停诸证。关部脉沉，主中焦脾胃寒凝不通而引起的疼痛诸证。尺部脉沉，主白浊、遗尿、泄泻、痢疾及下焦肾精不足的肾虚腰痛等。

✎ 读书笔记

沉脉寸口三部脉象

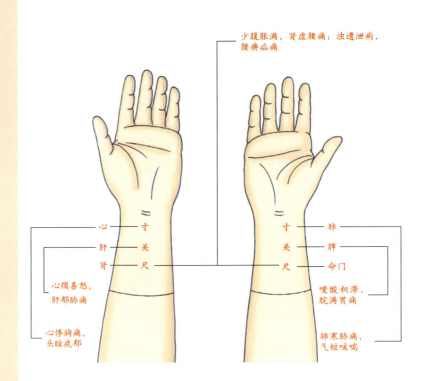

少腹胀满，肾虚腰痛；浊遗泄痢，
腰痹疝痛

心 — 寸
肝 — 关
肾 — 尺

寸 — 肺
关 — 脾
尺 — 命门

心烦喜怒，
肝郁胁痛

心悸胸痛，
头眩痰郁

嗳酸积滞，
脘满胃痛

肺寒胁痛，
气短咳喘

三、迟

迟脉，一息三至，去来极慢（《脉经》）。

【白话译文】

迟脉的脉象是在一次呼吸时间内仅有三次跳动，所以脉搏起落过程是极其缓慢的。

迟脉

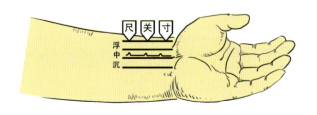

迟脉：一息三至

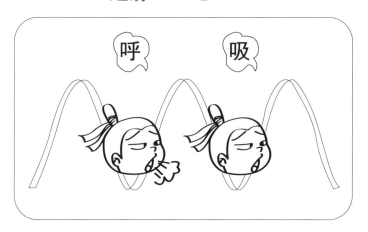

【体状诗】

迟来一息至惟三，阳不胜阴气血寒。但把浮沉分表里，消阴须益火之原。

惟：犹，仅，只。

【白话译文】

迟脉的搏动，在一呼一吸之间仅有三次，主要是因为阳气衰弱、阴寒邪盛，或者是气血不足的虚寒病所造成。

诊察迟脉还应注意浮沉变化以辨清病位的表里，采用补阳抑阴的疗法，即"益火之原"，才能消除这种阳虚阴盛的病变。

【相类诗】

🌀 脉来三至号为迟，小快于迟作缓持，迟细而难知是涩，浮而迟大以虚推。

小：稍微。

【白话译文】

一次呼吸之间脉跳只有三次叫作迟脉。如果比迟脉稍微快一点，即一息四至，便是缓脉。如果脉迟兼细小无力且往来滞涩，称为涩脉。如果脉迟且浮大而软，即为虚脉。

【主病诗】

🌀 迟司脏病或多痰，沉痼癥瘕仔细看。有力而迟为冷痛，迟而无力定虚寒。

【白话译文】

迟脉的出现，反映病变在五脏或者痰饮内停，还应仔细分析是否为沉寒痼疾的癥瘕、积聚等。如果迟而有力，常见于积寒疼痛的实寒证；如果迟而无力，则多为阳气亏损的虚寒证。

读书笔记

【分部诗】

🌀 **寸迟必是上焦寒，关主中寒痛不堪。尺是肾虚腰脚重，溲便不禁疝牵丸。**

【白话译文】

寸部见迟脉，多主上焦寒邪凝滞病变。关部见迟脉，多主脾胃失调、脘腹冷痛或胁肋疼痛。尺部见迟脉，多主肾虚火衰腰酸腿软，两足沉重无力，或见于二便失禁及睾丸作痛的下焦病变。

迟脉寸口三部脉象

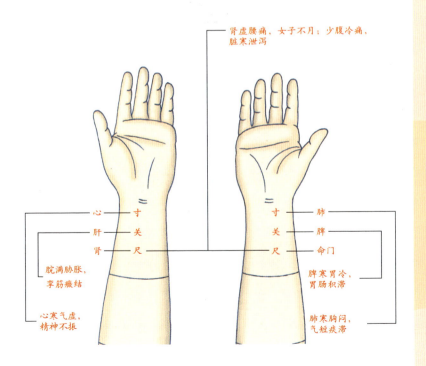

肾虚腰痛，女子不月；少腹冷痛，脏寒泄泻

心 　寸
肝 　关
肾 　尺

寸　肺
关　脾
尺　命门

脘满胁胀，挛筋癥结

心寒气虚，精神不振

脾寒胃冷，胃肠积滞

肺寒胸闷，气短痰滞

四、数

数脉，一息六至（《脉经》），脉流薄疾（《素问》）。

薄：迫近。

【白话译文】

数脉在一次呼吸时间内脉跳六次，说明血流加速，脉搏增快。

数脉

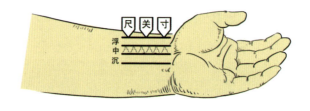

数脉：一息六至

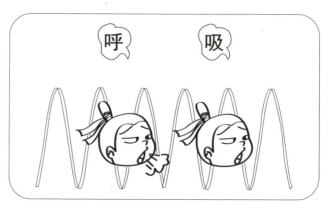

读书笔记

【体状诗】

❧ **数脉息间常六至，阴微阳盛必狂烦。浮沉表里分虚实，惟有儿童作吉看。**

烦: 引申为烦躁、烦恼或烦闷。

【白话译文】

数脉在一次呼吸时间内脉跳常达六次。这是因为阳热亢盛、阴液亏损所造成的，可见烦躁不安，甚至发狂。脉浮而数，多为表热，脉沉而数，多为里热，数而有力，多为实热，数而无力，多为虚热，只有儿童见数脉可视为正常。

【相类诗】

❧ **数比平人多一至，紧来如数似弹绳。数而时止名为促，数见关中动脉形。**

【白话译文】

数脉比正常人一呼一吸多一次。脉来势紧急，好像牵绳转索，左右弹动不已，为紧脉。如果脉数而有歇止，则为促脉，如果脉数而独显于关部，则为动脉。

读书笔记

【主病诗】

数脉为阳热可知，只将君相火来医。实宜凉泻虚温补，肺病秋深却畏之。

【白话译文】

数脉主热证故属阳，多表现为心经、肾经的火热，且有虚实之分。实火脉来数大有力，虚火脉来数细无力。实火宜凉宜泻，虚火当温当补。肺病伤阴的人在秋季最忌见到数脉。因秋季燥气最盛，肺为娇脏，肺热本已伤阴，加之秋燥伤肺，自然病势愈重。

【分部诗】

寸数咽喉口舌疮，吐红咳嗽肺生疡。当关胃火并肝火，尺属滋阴降火汤。

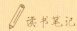

吐红：这里指咯血，系由邪热犯肺所致。

读书笔记

【白话译文】

寸部的数脉主上焦病变，故多见咽喉肿痛、口舌生疮，或为咳嗽吐血、肺生脓疡。左关脉数，多为肝火上炎，右关脉数，常是胃火内盛。两手尺脉数，多主下焦火热燔灼，应采用滋阴降火的方药治疗。

数脉寸口三部脉象

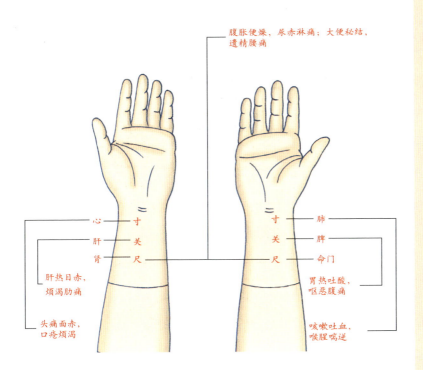

腹胀便燥，尿赤淋痛；大便秘结，遗精腰痛

心 — 寸   寸 — 肺
肝 — 关   关 — 脾
肾 — 尺   尺 — 命门

肝热目赤，烦渴肋痛

头痛面赤，口疮烦渴

胃热吐酸，呕恶腹痛

咳嗽吐血，喉腥喘逆

五、滑

🌀 滑脉，往来前却，流利展转，替替然如珠之应指（《脉经》），漉漉如欲脱。

替替：持续不断的。

【白话译文】

滑脉，往来都是极其流利、圆滑的，好像圆滑的珠子在指下转动，又像不断流动的水。

滑脉

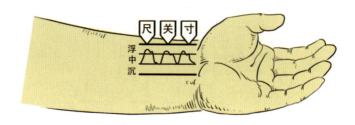

滑脉：玉盘滚珠

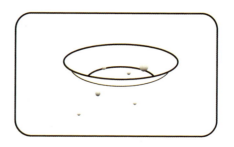

【体状相类诗】

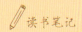 滑脉如珠替替然，往来流利却还前。莫将滑数为同类，数脉惟看至数间。

【白话译文】

滑脉好比圆珠似的，往来流利，持续不断。临床时切不要把滑脉与数脉相混淆，诊断数脉唯有看一息几至。

【主病诗】

❧ **滑脉为阳元气衰，痰生百病食生灾。上为吐逆下蓄血，女脉调时定有胎。**

蓄血：病证名。泛指瘀血内蓄的病证。

【白话译文】

滑脉为阳脉，主人体元气虚衰，或主痰饮内盛、风痰上壅、饮食停滞诸种病变，或主上逆而为呕吐，或者下瘀而成蓄血。亦往往出现女性经停无病而见滑脉的，多是受孕有胎。

【分部诗】

❧ **寸滑膈痰生呕吐，吞酸舌强或咳嗽。当关宿食肝脾热，渴痢癫淋看尺部。**

舌强：病证名。指舌体强硬，运动不灵活的症状，又名"舌本强"。

癫：病名，即癫疝，为寒湿引起阴囊肿大的病。症见睾丸肿大坚硬，有如斗，重坠胀痛或麻木不痛。

【白话译文】

寸部见滑脉，主上焦病变，可见胸膈间痰饮内盛，以致发生呕吐、吞酸、舌强、咳嗽等症。关部见滑脉，主中焦病变，可见肝热脾困、宿食不消。尺部见滑脉，多主下焦病变，可见消渴、痢疾、癫疝、淋病等。

滑脉寸口三部脉象

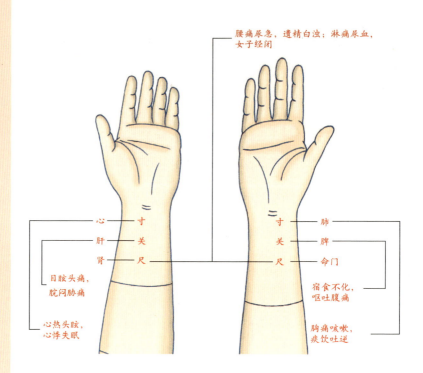

腰痛尿急，遗精白浊；淋痛尿血，女子经闭

心 寸
肝 关
肾 尺

目眩头痛，脘闷胁痛

心热头眩，心悸失眠

寸 肺
关 脾
尺 命门

宿食不化，呕吐腹痛

胸痛咳嗽，痰饮吐逆

六、涩

往来难：指涩脉往来艰涩不畅，与滑脉相反。

涩脉，细而迟，往来难，短且散，或一止复来（《脉经》），参伍不调（《素问》），如轻刀刮竹（《脉诀》），如雨沾沙（通真子），如病蚕食叶。

【白话译文】

涩脉的脉象，细小而短，往来迟滞，极不流利，脉体短而散漫，间或有一歇止，止后又来，其至还三五不匀。如轻刀刮竹那样滞涩不前，又如雨沾沙团那样容易分散，又似病蚕食叶那样缓慢艰难。

涩脉

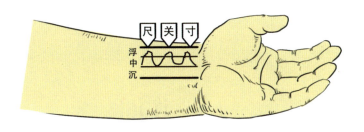

涩脉：如轻刀刮竹

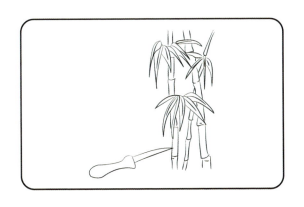

【体状诗】

细迟短涩往来难，散止依稀应指间。如雨沾沙容易散，病蚕食叶慢而艰。

依稀：仿佛。

【白话译文】

涩脉细小而短，往来又极迟滞而不流利。似散似止依稀难辨于指间，有如同雨沾沙团那样容易分散，又像病蚕食叶那样缓慢艰难。

【相类诗】

参伍不调名曰涩，轻刀刮竹短而难。微似秒芒微软甚，浮沉不别有无间。

参伍：错杂之意。

【白话译文】

脉来迟滞而三五不调匀的称为涩脉，好似轻刀刮竹的样子，极其短涩不爽利。微脉如禾芒般地微细软弱，无论在浮部或沉部，都似有似无地摸不清楚。

读书笔记

【主病诗】

涩缘血少或伤精，反胃亡阳汗雨淋。寒湿入营为血痹，女人非孕即无经。

【白话译文】

涩脉产生可因营血虚少、精液损伤所致，也可因反胃呕吐、大汗伤津亡阳所致。或因寒湿邪气入于营血，导致血脉痹阻。如女性有孕而见涩脉，便为血不足以养胎；无孕而见涩脉，则为精血枯竭，难以受孕。

【分部诗】

寸涩心虚痛对胸，胃虚胁胀察关中。尺为精血俱伤候，肠结溲淋或下红。

【白话译文】

寸部涩脉，可主心血虚损而见胸部疼痛。关部涩脉，可主脾胃虚弱，而两胁气滞胀满。尺部涩脉，多主下焦精血两伤，可见肠结便秘、小便淋沥、肠风下血等证。

血痹：病证名，出自《灵枢·九针》。症见肢体麻木不仁，或肢节疼痛。

心虚：病证名，出自《素问·脏气法时论》。泛指心之阴、阳、气、血不足的各种病证。一般症状为心悸、心痛、怔忡、气短、健忘、易惊，心中闷闷不乐，瞤卧不安、面色不华、自汗、盗汗、肢麻，舌淡胖嫩或嫩红，脉虚或促或结或代。

下红：指大小便出血。

涩脉寸口三部脉象

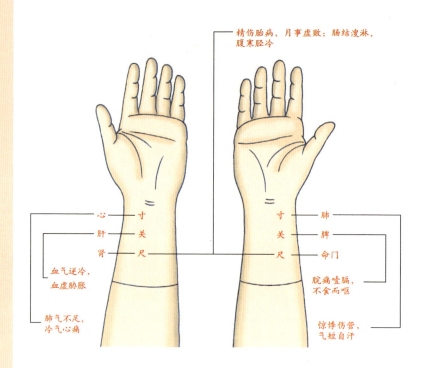

精伤胎病，月事虚败；肠结溲淋，腹寒胫冷

心　寸　　　寸　肺
肝　关　　　关　脾
肾　尺　　　尺　命门

血气逆冷，血虚胁胀

肺气不足，冷气心痛

脘痛噎膈，不食而呕

惊悸伤营，气短自汗

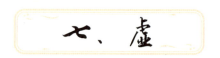

七、虚

🌊 **虚脉，迟大而软，按之无力，隐指豁豁然空**（《脉经》）。

隐指豁豁然空：
虚脉隐隐搏动
于指下，按之
忽然空虚。

虚脉

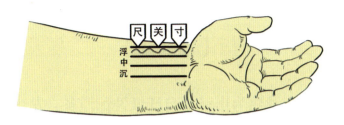

虚脉：虚如谷壳

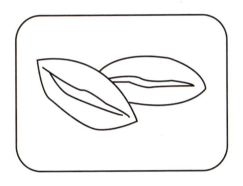

【体状相类诗】

举之迟大按之松，脉状无涯类谷空。莫把芤虚为一例，芤来浮大似慈葱。

慈葱：食用葱的一种，以其茎叶柔软肴美而得名。

【白话译文】

诊察虚脉，轻取大而迟缓，稍加重按更显得松软无力，甚至指下豁然空虚犹如无涯空谷一般。虚脉和芤脉都有浮大的现象，但不可把虚脉和芤脉混为一谈，芤脉虽然也有浮大的现象，但芤脉于浮大之中却似慈葱那样的边实中空。

【主病诗】

❧ 脉虚身热为伤暑，自汗怔忡惊悸多。发热阴虚须早治，养营益气莫蹉跎。

惊悸：因惊慌而心跳得厉害。

【白话译文】

脉虚身热多因外伤暑邪、耗气伤津所致，可见卫气不固的自汗，心虚血少的怔忡，心神虚怯的惊悸。阴虚内热须及早医治，养阴益气而莫失时机。

【分部诗】

❧ 血不荣心寸口虚，关中腹胀食难舒。骨蒸痿痹伤精血，却在神门两部居。

痿痹：病证名，出自《素问·气交变大论》："暴挛痿痹，足不任身"。症见肌肉关节疼痛，痿软无力，不能承受身体，甚或痿废不用。此病多属虚证，故可见虚脉。

【白话译文】

寸部虚脉，可主阴血不足，而见血虚心失所养。关部虚脉，可主脾胃虚损不能运化，而见腹胀食滞等证。而两尺部的虚脉，可主精血亏损，而见骨蒸劳热、痿痹等证。

虚脉寸口三部脉象

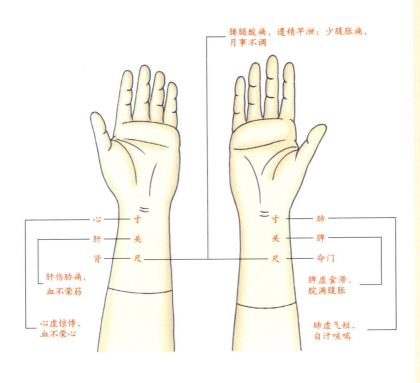

腰腿酸痛，遗精早泄；少腹胀痛，月事不调

心 寸 肺
肝 关 脾
肾 尺 命门

寸 关 尺

肝伤胁痛，血不荣筋

心虚惊悸，血不荣心

脾虚食滞，脘满腹胀

肺虚气短，自汗咳喘

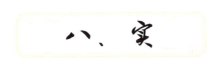

八、实

🌀 **实脉，浮沉皆得，脉大而长，微弦，应指愊愊然（《脉经》）。**

浮沉皆得：实脉无论是浮取或沉取皆有力。

【白话译文】

实脉，在浮部或沉部都可以出现，脉体大而且长，略带弦象，指下感觉坚实有力。

实脉

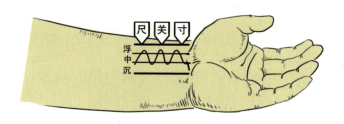

实脉：如谷满仓

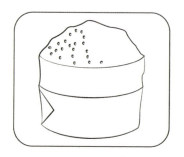

【体状诗】

浮沉皆得大而长，应指无虚愊愊强。热蕴三焦成**壮火**，通肠发汗始安康。

【白话译文】

实脉，无论在浮部轻取，或是重按到沉部，都有大而且长的体态，并感觉到坚实而强劲有力，此为邪热蕴结而成三焦实火。如热邪在表，用辛凉发汗以解表热；如热邪

壮火：出自《素问·阴阳应象大论》。指阳气有余，导致实火，此属病理之火。

在里，用苦寒泻下以清里热。邪去正安，才能康复。

【相类诗】

🌀 **实脉浮沉有力强，紧如弹索转无常。须知牢脉帮筋骨，实大微弦更带长。**

弹索：弹，弹动。
索，绳索。

【白话译文】

实脉，在浮部或沉部均显强劲而有力，因此必须与紧脉和牢脉相区别。紧脉好像绳索弹动旋转无常，牢脉虽然也是实大微弦而长，但它仅在筋骨之间的沉部才能出现。

【主病诗】

🌀 **实脉为阳火郁成，发狂谵语吐频频。或如阳毒或伤食，大便不通或气疼。**

谵语：指病中神志不清、胡言乱语。

【白话译文】

实脉属阳，主火热亢盛，可见发狂、谵语、呕吐、阳毒、伤食、便秘、气痛等症。只要是因热邪郁积而来的，一般都可以见到实脉。

✏️ 读书笔记

【分部诗】

❤ 寸实应知面热风，咽疼舌强气填胸。当关脾热中宫满，尺实腰肠痛不通。

脾热：病证名，泛指脾受邪热而致的病证。

【白话译文】

寸部实脉，主头面部风热，见咽喉疼痛、舌根强直或胸膈气满等症。关部实脉，主脾胃蕴热，而见腹胀满等症。尺部实脉，可见腰痛、腹痛、便秘等症。

实脉寸口三部脉象

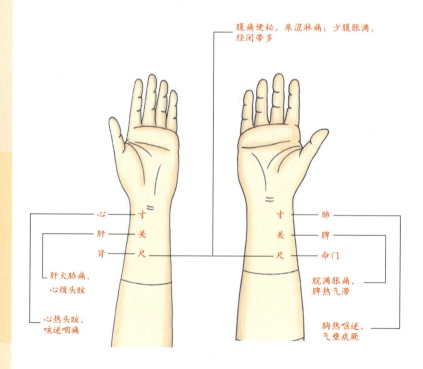

腹痛便秘，尿涩淋痛；少腹胀满，经闭带多

心 寸 寸 肺
肝 关 关 脾
肾 尺 尺 命门

肝火胁痛，心烦头眩

心热头眩，咳逆咽痛

脘满胀痛，脾热气滞

胸热呕逆，气塞痰厥

读书笔记

九、长

长脉，不大不小，迢迢自若（朱氏）。如揭长竿末梢，为平；如引绳，如循长竿，为病（《素问》）。

迢迢：长远。

【白话译文】

长脉，脉象不大不小，长而柔和安定。如触摸长竿末梢一样，这是正常的长脉。如果像触及拉直的绳索那样毫无柔和气象，或像顺着抚摸长竿一样感到硬直，便属病变。

长脉

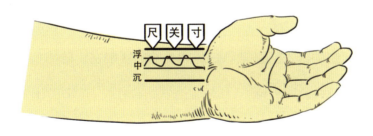

读书笔记

长脉：如循长竿

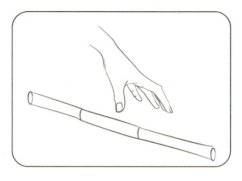

【体状相类诗】

过于本位脉名长，弦则非然但满张。弦脉与长争较远，良工尺度自能量。

良工：高明的医生。

【白话译文】

脉体超过了寸、尺的部位即为长脉，但它却没有弦脉那样饱满紧张的感觉。弦脉和长脉的区别在于脉体的长与短，只要掌握了这个特点，高明的医生自然能够分辨。

【主病诗】

长脉迢迢大小匀，反常为病似牵绳。若非阳毒癫痫病，即是阳明热势深。

阳明：本意为手阳明大肠经、足阳明胃经，此处合指胃肠。

【白话译文】

长脉来时大小均匀，柔和条达。如果一反常态，脉来像牵引绳索般紧张，则为病脉。诸如血热的阳毒、风痰的癫痫、阳明的里热炽盛等病，都可见到这种长脉。

长脉寸口三部脉象

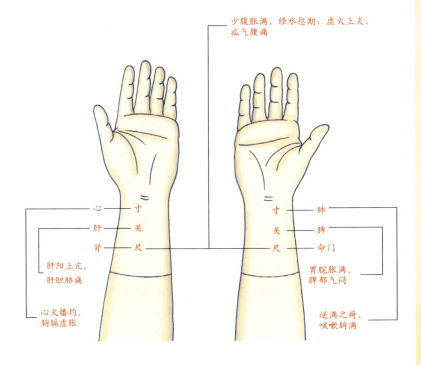

少腹胀满、经水愆期；虚火上炎、疝气腰痛

心 寸
肝 关
肾 尺

寸 肺
关 脾
尺 命门

肝阳上亢，肝胆胁痛

心火燔灼，胸膈虚胀

胃脘胀满，脾郁气闷

逆满之疴，咳嗽胸满

十、短

短脉，不及本位（《脉诀》），应指而回，不能满部（《脉经》）。

本位：指寸部、关部、尺部的正常部位。

【白话译文】

短脉，不能达到寸部、关部、尺部的正常部位，它的搏动也非常短暂，刚一应指，便立即回避开了，不能充满寸、关、尺三部。

短脉

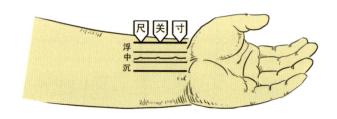

短脉：两头缩缩

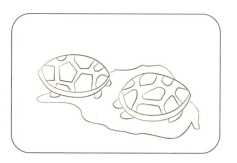

读书笔记

【体状相类诗】

🌊 **两头缩缩名为短，涩短迟迟细且难。短涩而沉肺肾病，或因气塞或因痰。**

【白话译文】

短脉既不能充满寸部，又不能充满尺部。涩脉除脉体短小还兼见细迟，往来艰难。肺主气，如果肺气虚损，不能统摄血的运行，势必脉沉而短。或因肾阳不足，气塞难通不能条畅百脉，或因痰滞、食积阻碍气道，脉都可见到短涩。

【主病诗】

🌊 **短脉惟于尺寸寻，短而滑数酒伤神。浮为血涩沉为痞，寸主头疼尺腹疼。**

痞：主证之一，属脾之证，指胸腹堵闷不舒，或指腹部痞块。

【白话译文】

短脉，只有在尺部和寸部这两个部位最好辨认。短脉兼见滑数是因为酒毒伤神，短脉兼浮可主血少不充，短而兼沉可能是胸腹痞满。寸部短脉，主阳气虚于上而头痛；尺部短脉，主阳气虚于下而腹痛。

短脉寸口三部脉象

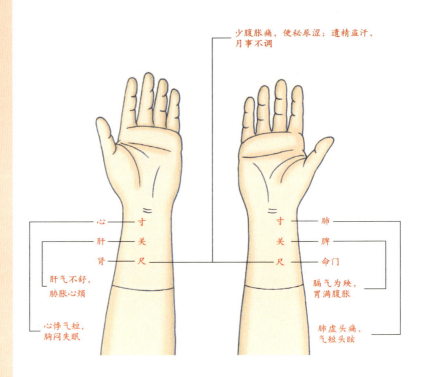

少腹胀痛，便秘尿涩；遗精盗汗，
月事不调

心 — 寸
肝 — 关
肾 — 尺

寸 — 肺
关 — 脾
尺 — 命门

肝气不舒，
胁胀心烦

心悸气短，
胸闷失眠

膈气为哎，
胃满腹胀

肺虚头痛，
气短头眩

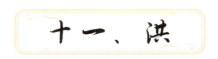

十一、洪

🌀 洪脉，指下极大（《脉经》），来盛去衰（《素问》），来大去长（通真子）。

来大去长：洪脉不但来势极大，而且去势的衰减也是缓缓而逝的。

【白话译文】

洪脉，在指下的感觉是极其洪大的，来时充盛，去时缓缓减弱，来时粗大，去时要在较长的时间内才能消逝。

洪脉

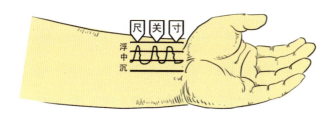

洪脉：状如洪水

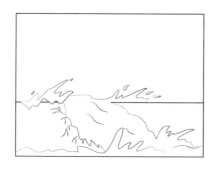

【体状诗】

脉来洪盛去还衰，满指滔滔应夏时。若在春秋冬月分，升阳散火莫狐疑。

滔滔：水势增大。

【白话译文】

洪脉的搏动，不仅来势极其充盛，去势亦是渐次减弱的，当在指下触到的时候，总有一种极其盛大的感觉，这见于夏季是合乎时令的。如果在春、秋、冬三个季节里出现洪脉，乃是阳热亢盛的病变。如果是因寒邪遏抑阳气，火热内郁，还当用"升阳散火"的方法进行治疗，这是不必迟疑的。

【相类诗】

❧ 洪脉来时拍拍然，去衰来盛似波澜。欲知实脉参差（cēn cī）处，举按弦长愊愊坚。

参差：大小长短高低不等，这里指差别。

【白话译文】

洪脉的搏动，在指下一来一往很有劲，就像壮阔的波澜一般，根脚极其阔大。但洪脉与实脉有差别，因为实脉并没有阔大的根脚，无论轻举或重按都有弦长而坚硬的感觉。

【主病诗】

❧ 脉洪阳盛血应虚，火热炎炎热病居。胀满胃翻须早治，阴虚泄痢可踌躇。

胃翻：即反胃。

【白话译文】

洪脉主阳热亢盛、阴血亏虚的病变，君相之火偏亢，多见于热病者。但也有虚和实的区分。如果胃热郁盛，胀满反胃而见脉洪的，多属实证，当及时清泻胃热。如果泄泻或下痢，反见洪脉的，这是阴津大伤、阳热犹亢的虚证，急宜养阴以清热。这虚、实之间最要慎重考虑。

【分部诗】

寸洪在左主心炎，肺脉洪时金不堪。肝火胃虚关内察，肾虚阴火尺中看。

【白话译文】

左手寸部脉洪是心火上炎，右手寸部脉洪是肺中火热炽盛。如果是肝阳亢盛、脾胃津伤，两手关部多见洪脉；如果是肾精亏损、阴火不能潜藏时，两手尺部多见洪脉。

洪脉寸口三部脉象

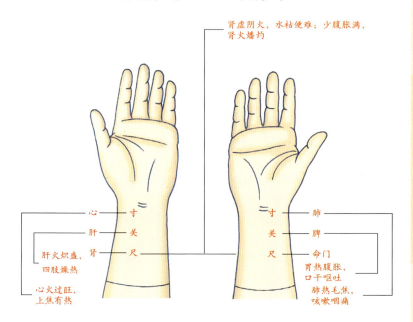

肾虚阴火，水枯便难；少腹胀满，肾火燔灼

心 — 寸
肝 — 关
肝火炽盛，四肢燥热 — 肾 — 尺
心火过旺，上焦有热

寸 — 肺
关 — 脾
尺 — 命门
胃热腹胀，口干呕吐
肺热毛焦，咳嗽咽痛

十二、微

🌀 微脉，极细而软，按之如欲绝，若有若无（《脉经》），细而稍长（戴氏）。

【白话译文】

微脉，脉体既极细而又极软，稍用力按，便有隐隐约约、似有似无，仿佛要断绝似的感觉。但仔细体察还是隐隐约约地在指下可以摸到，并不曾断绝。

微脉

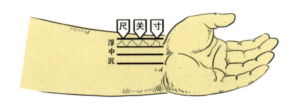

微脉：水上浮油

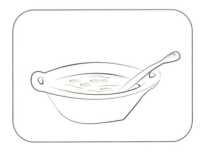

【体状相类诗】

微脉轻微瀊瀊（pì pì）乎，按之欲绝有如无。微为阳弱细阴弱，细比于微略较粗。

瀊瀊：轻软无力。

【白话译文】

微脉是极其轻软无力的，按之似有似无，细弱极了。辨识微脉，首先要与细脉相区别。微脉是由于阳气的衰竭，在指下似有似无，模糊难辨；细脉是由于营血的虚少，在指下略显稍微粗大一些。

【主病诗】

气血微兮脉亦微，恶寒发热汗淋漓。男为劳极诸虚候，女作崩中带下医。

带下：广义泛指妇科疾病，狭义则专指白带的量、色、质、气味发生异常的疾病。

【白话译文】

微脉主气血不足，多见恶寒、发热、汗出等表虚证。男性微脉多见五劳、六极诸虚损证，女性微脉多见崩漏、带下等病。

消瘅：病名，出自《素问·评热病论》。一指消渴病（类于现代的糖尿病），还可分为上消、中消和下消；二指心、肝、肾脏的虚损。若为前者，又指下消，症见多尿，病位在肾；若为后者，也又为肾脏虚损。

【分部诗】

寸微气促或心惊，关脉微时胀满形。尺部见之精血弱，恶寒消瘅 (dān) 痛呻吟。

【白话译文】

寸部微脉，可主肺气不足而喘促或心阳不敛而惊悸的病变。关部微脉，可主脾胃虚损不能运化而胀满。尺部微脉，可主肾中元阳亏损而身寒、腹痛，精血虚竭而病消渴等。

微脉寸口三部脉象

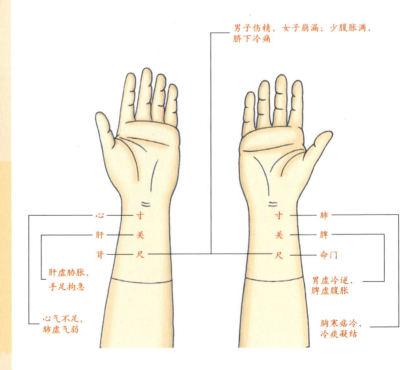

男子伤精，女子崩漏；少腹胀满，脐下冷痛

心　寸　　　　　寸　肺
肝　关　　　　　关　脾
肾　尺　　　　　尺　命门

肝虚胁胀，手足拘急

心气不足，肺虚气弱

胃虚冷逆，脾虚腹胀

胸寒痼冷，冷痰凝结

✏️ 读书笔记

十三、紧

🌀 **紧脉，来往有力，左右弹人手（《素问》），如转索无常（仲景），数如切绳（《脉经》），如纫(rèn)箄(pái)线（丹溪）。**

> 纫箄：纫，连缀。
> 箄，筏。

【白话译文】

紧脉的脉象来去皆紧张有力，指下搏动令人有一种左右旋绞而紧急的感觉，好像摸到无数次转动的绳索，又好像按切绳索，又好像摸到连接竹筏的绳索那样的绷急有力。

紧脉

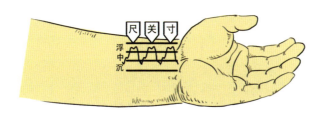

紧脉：紧如转索

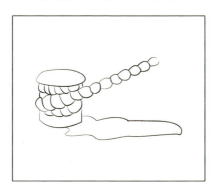

【体状诗】

🌀 举如转索切如绳，脉象因之得紧名。总是寒邪来作寇，内为腹痛外身疼。

【白话译文】

无论轻举还是重按，脉搏都像绳索绞转般的紧急有劲，这种脉象因此而得紧脉之名。寒邪主收引，故凡受到寒邪侵袭而发生的病变，或气血凝滞而为腹痛，或经脉紧缩而为身痛，都可能出现紧脉。

【相类诗】

🌀 参见弦脉、实脉。

【主病诗】

🌀 紧为诸痛主于寒，喘咳风痫吐冷痰。浮紧表寒须发越，紧沉温散自然安。

发越：用解表药发散。

温散：用辛热药以温散里寒。

【白话译文】

紧脉主寒证、痛证，寒邪太盛而引起的疼痛诸症，肺有寒邪而病喘咳，肝因寒郁而病风痫，脾受寒邪而吐冷痰等症，都可以见到紧脉。脉浮紧是寒邪在表，宜用辛温方药以发散寒邪；脉沉紧是寒邪在里，宜用辛热方药以温散里寒。

【分部诗】

🌀 寸紧人迎气口分，当关心腹痛沉沉。尺中有紧为阴冷，定是奔豚 (tún) 与疝疼。

【白话译文】

寸部紧脉有左手（人迎）、右手（气口）之分。如果外感寒邪，左寸部可以见到紧脉；内伤寒盛，右寸部可以见到紧脉。关部紧脉，主中焦寒证，可见腹内作痛。尺部紧脉，主下焦阴寒，而见阴冷、奔豚、疝痛等病。

紧脉寸口三部脉象

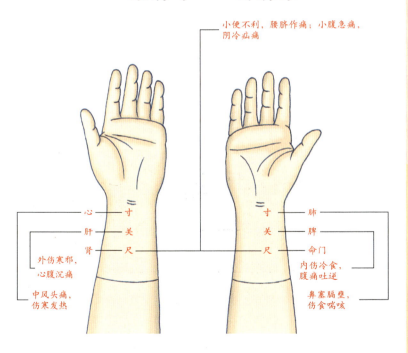

小便不利，腰脐作痛；小腹急痛，阴冷疝痛

心 — 寸
肝 — 关
肾 — 尺
外伤寒邪，心腹沉痛
中风头痛，伤寒发热

寸 — 肺
关 — 脾
尺 — 命门
内伤冷食，腹痛吐逆
鼻塞膈壅，伤食喘咳

奔豚：古病名。出自《灵枢·邪气脏腑病形》。症见自觉有气自小腹发出，经胸部向咽喉一阵阵冲撞，腹部疼痛，并伴有幻听、幻视、语言荒诞等。女性多患之。

✎ 读书笔记

十四、缓

缓脉，去来小驶于迟(《脉经》)，一息四至(戴氏)，如丝在经，不卷其轴，应指和缓，往来甚匀（张太素），如初春杨柳舞风之象（杨玄操），如微风轻飐 (zhǎn) 柳梢（滑伯仁）。

驶：车马快跑，此处指脉搏跳动快。

飐：风吹浪动。

【白话译文】

缓脉，搏动比迟脉稍快一点，一呼一吸刚好四至。有如触及在织布机上还没有把机轴转紧时的经线，在指下极和缓而均匀，柔和得既像春风轻柔吹动杨柳，又像微风轻拂柳梢。

缓脉

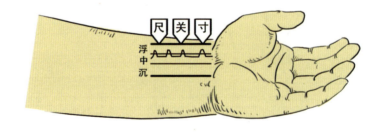

读书笔记

缓脉：如微风拂柳

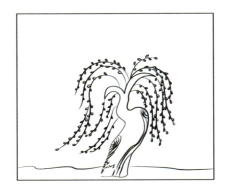

【体状诗】

缓脉阿阿 (ē ē) 四至通，柳梢袅袅飐轻风。欲从脉里求神气，只在从容和缓中。

阿阿：舒缓。

【白话译文】

缓脉舒缓而均匀，一呼一吸刚好四至，好像春风轻拂过柳梢。要想察知脉中是否有神气，就看脉象是否从容和缓。

【相类诗】

参见迟脉。

📝 读书笔记

【主病诗】

缓脉营衰卫有余，或风或湿或脾虚。上为项强下痿痹，分别浮沉大小区。

【白话译文】

缓脉主营气不足、卫气有余之证，有的主伤风、伤湿，有的主脾虚。风湿在上见颈项强直等症，风湿在下见痿痹等症，诊察缓脉时还应结合脉象的浮、沉、大、小几个方面的情况来加以具体区分。

【分部诗】

寸缓风邪项背拘，关为风眩胃家虚。神门濡（rú）泄或风秘，或是蹒跚足力迂。

【白话译文】

寸部缓脉，主外感风邪而致的项背拘急。关部缓脉，主肝经不利之风动头眩或胃气虚弱。尺部缓脉，可主脾肾阳虚的泄泻；尺部缓中带涩，可主津液燥涩的风秘；尺部迟缓带涩，可见两足蹒跚无力，行动缓慢。

缓脉寸口三部脉象

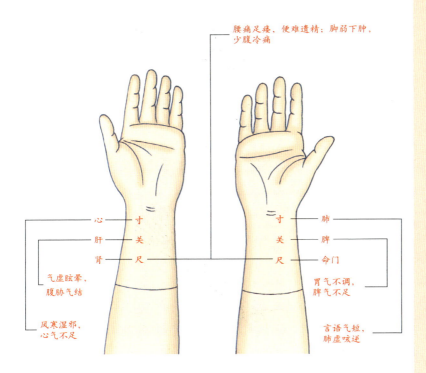

腰痛足痿、便难遗精；脚弱下肿，
少腹冷痛

心 — 寸　　　　　　寸 — 肺
肝 — 关　　　　　　关 — 脾
肾 — 尺　　　　　　尺 — 命门

气虚眩晕，
腹胁气结

风寒湿邪，
心气不足

胃气不调，
脾气不足

言语气短，
肺虚咳逆

十五、芤

☙ 芤脉，浮大而软，按之中央空，两边实（《脉经》），中空外实，状如慈葱。

【白话译文】

　　芤脉，脉象为浮大而柔软，稍加重按便觉得中央空虚而两边充实。芤脉这种外实内空的体态很像葱。

读书笔记

芤脉

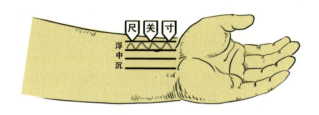

芤脉：如按葱管

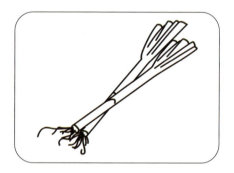

【体状诗】

🌀 芤形浮大软如葱，边实须知内已空。火犯阳经血上溢，热侵阴络下流红。

【白话译文】

芤脉体状浮大而虚软，好像葱似的，外边实而里面空虚。火邪侵犯三阳经络而引起咯血、衄血，或火热邪气侵犯三阴经络而引起便血、血崩，往往都会出现芤脉。

【相类诗】

中空旁实乃为芤，浮大而迟虚脉呼。芤更带弦名曰革，芤为失血革血虚。

【白话译文】

中间空虚、四周实在的脉象称为芤脉，这是芤脉的唯一特征。诊察芤脉时，应当与虚脉和革脉相鉴别。脉来浮大而迟应为虚脉。芤脉兼弦脉之象的为革脉，芤脉往往是在大失血以后出现，革脉则见于一般亡血失精的虚寒病证。

【主病诗】

寸芤失血病心忡，关里逢芤呕吐红。尺部见之多下血，赤淋红痢漏崩中。

赤淋：即血淋，淋证之一，主证为小便涩痛有血。

【白话译文】

寸脉见芤，主失血，由于血不足以荣养心脏，以致心悸、怔忡。关脉见芤，主大量呕吐脓血。尺脉见芤，多主下部大出血，常见血淋、红痢、便血、血崩、经漏等证。

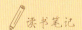

读书笔记

芤脉寸口三部脉象

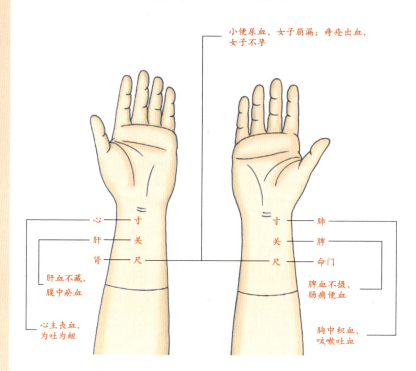

小便尿血，女子崩漏；痔疮出血，女子不孕

心　寸
肝　关
肾　尺

肝血不藏，
腹中瘀血

心主丧血，
为吐为衄

寸　肺
关　脾
尺　命门

脾血不摄，
肠痈便血

胸中积血，
咳嗽吐血

十六、弦

弦脉，端直以长（《素问》），如张弓弦（《脉经》），按之不移，绰绰按琴瑟弦（《巢氏》），状若筝弦（《脉诀》），从中直过，挺然指下（《刊误》）。

弹弹：宽裕舒缓。

挺：直。

【白话译文】

弦脉，两端平直而长，好像拉紧的弓弦。按上去固定不移，就像按在琴瑟弦上一样。弦脉的形象似筝弦，弦脉从中直直通过，像琴弦一样挺然于指下。

弦脉

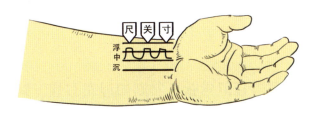

弦脉：如按琴弦

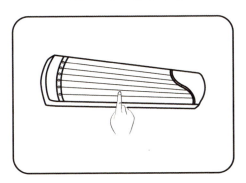

【体状诗】

弦脉迢迢端直长，肝经木旺土应伤。怒气满胸常欲叫，翳蒙瞳子泪淋浪。

端：尽头，引申为两头。

翳：遮蔽。

【白话译文】

弦脉形状端正平直而长，主要是由于肝气亢盛、脾胃损伤造成的。肝气郁滞，最易使患者易怒，胸胁胀满，常欲喊叫。如果肝亢不已，化为风热，更会现两眼生翳、流泪等症状。

【相类诗】

弦来端直似丝弦，紧则如绳左右弹。紧言其力弦言象，牢脉弦长沉伏间。

【白话译文】

弦脉的脉象端直而长，如同摸着琴上的丝弦一般，它与紧脉和牢脉有很大区别。紧脉的脉象似牵紧的绳索，紧指的是脉有力，而弦说的是脉象。牢脉的脉象为弦而长，并伏于骨间，弦脉不一定见于沉部，更没有见伏了。

【主病诗】

弦应东方肝胆经，饮痰寒热症缠身。浮沉迟数须分别，大小单双有重轻。

【白话译文】

肝和胆发生病变，无论阳邪为病，还是阴邪为病，都可以见到弦脉，主病为痰饮、寒热往来、疟病。临诊时应分清浮、沉、迟、数，大、小、单、双，相兼不同则病情轻重不同。

【分部诗】

寸弦头痛膈多痰，寒热癥瘕察左关。关右胃寒心腹痛，尺中阴疝脚拘挛。

【白话译文】

寸脉弦主痰滞胸膈、头痛等病。左关脉弦主寒热往来、癥瘕等病。右关脉弦主胃寒、胸腹疼痛等病。两尺脉弦主阴疝、两脚拘挛等病。

阴疝：病名，又称睾丸疝气。多因肝肾受寒所致，症见睾丸卒然收缩入腹中，急痛欲死，阴囊、睾丸肿大偏坠，或少腹两旁隆起有形，并兼有腹痛等。此外，指多种寒疝之总称。

读书笔记

弦脉寸口三部脉象

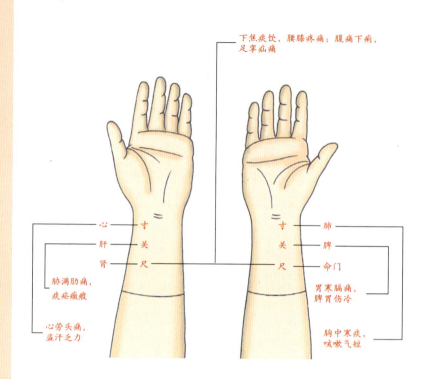

下焦痰饮，腰膝疼痛；腹痛下痢，足挛疝痛

心 — 寸
肝 — 关
肾 — 尺

寸 — 肺
关 — 脾
尺 — 命门

胁满肋痛，疟疠瘢瘕

心劳头痛，盗汗乏力

胃寒膈痛，脾胃伤冷

胸中寒痰，咳嗽气短

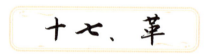

十七、革

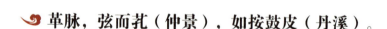

🌀 **革脉，弦而芤（仲景），如按鼓皮（丹溪）。**

【白话译文】

革脉，是弦而兼芤的脉象，革脉的脉象就好像按在鼓皮上一样。

革脉

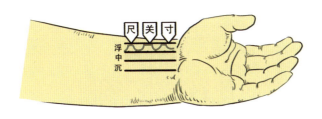

革脉：如按鼓皮

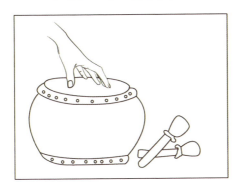

【体状主病诗】

❤ 革脉形如按鼓皮，芤弦相合脉寒虚。女人半产并崩漏，男子营虚或梦遗。

半产：即小产。病证名，指妊娠12～28周内，胎儿已成形而自然殒堕为主要表现的疾病。

【白话译文】

革脉的脉象就如按在鼓皮之上，实际就是芤脉和弦脉的复合脉，是因精血内虚又感寒邪所造成的。女性见革脉主小产、血崩、经漏，男性见革脉主营气虚损、梦遗等病。

革脉寸口三部脉象

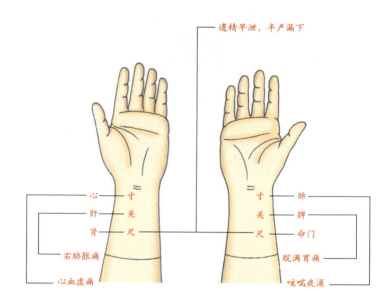

【相类诗】

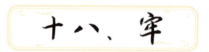 参见芤脉、牢脉。

十八、牢

读书笔记

🌀 牢脉，似沉似伏，实大而长，微弦（《脉经》）。

【白话译文】

牢脉，在极沉的部位出现，颇近于伏脉的部位了，脉体不仅实大而长，且稍带弦象。因此，牢脉颇具深而坚实之意。

牢脉

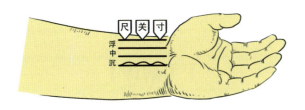

牢脉：坚定不移

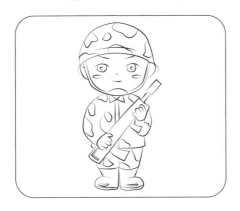

【体状相类诗】

弦长实大脉牢坚，牢位常居沉伏间。革脉芤弦自浮起，革虚牢实要详看。

【白话译文】

牢脉为弦长实大之脉，脉位常在沉伏之间。诊察牢脉最要与革脉分辨清楚，革脉在浮部出现，形状是弦而芤；牢脉在极沉的部位出现，形状是实大而长，微弦。革脉多见于大虚证，牢脉常见于大实证。这浮、沉、虚、实之间，有很大区分。

【主病诗】

寒则牢坚里有余，腹心寒痛肝乘脾。疝癫癥瘕何愁也，失血阴虚却忌之。

【白话译文】

牢脉为阴寒内盛之脉，为心腹冷痛、肝旺乘脾之象。疝、癫、癥、瘕一类的积聚病，脉见牢象，为脉证相应，病顺无愁；如果失血、阴虚一类的大虚证，脉见牢象，则是脉证相逆而为忌。

肝乘脾：又称肝气犯脾。肝气郁滞，横逆犯脾，导致脾之运化失职的病理变化。

✐读书笔记

牢脉寸口三部脉象

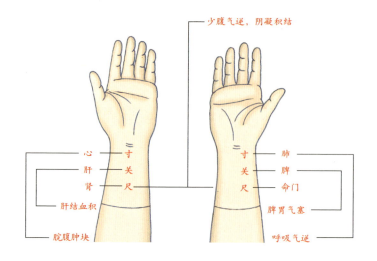

十九、濡

濡脉，极软而浮，细如帛在水中，轻手相得，按之无有（《脉经》），如水上浮沤(ōu)。

沤：水泡。

【白话译文】

濡脉在浮部出现，极其细软无力，就像丝绢浮在水上一样，只能用手轻轻地接触它，如果稍微重按便摸不着了。又好像水上浮着的水泡一样。

濡脉

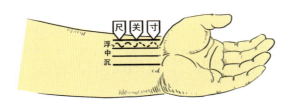

濡脉：水上浮帛

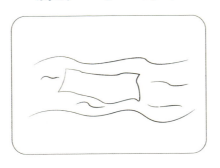

【体状诗】

濡形浮细按须轻，水面浮绵力不禁。病后产中犹有药，平人若见是无根。

禁：胜任。

【白话译文】

濡脉的脉象为浮而细软，必须用手指轻轻感触，好像丝绵漂浮在水面，稍微重一点的力量就不能胜任了。大病之后或女性生产之后见到濡脉，是气血损伤还没有复原的证候，但因脉证相合，尚有药可医。假如濡脉出现在平常人身上，是无根之脉，必须及时防治，否则后患无穷。

【相类诗】

浮而柔细知为濡，沉细而柔作弱持。微则浮微如欲绝，细来沉细近于微。

【白话译文】

濡脉的特征是浮而细柔，必须与弱、微、细三种脉象进行区分。沉细而柔的体象应作弱脉看待。微脉浮而微细像绝迹一般，细脉为沉而细小近似于微脉。

读书笔记

【主病诗】

濡为亡血阴虚病，髓海丹田暗已亏。汗雨夜来蒸入骨，血山崩倒湿侵脾。

【白话译文】

濡脉主要见于营血亏损、阴精虚极的病证。主证为髓海空虚、丹田不足、阴虚盗汗、骨蒸烦热、女性血崩、脾湿濡泻等。

【分部诗】

寸濡阳微自汗多，关中其奈气虚何。尺伤精血虚寒甚，温补真阴可起疴（kē）。

【白话译文】

濡脉见于寸部，主阳气微弱、表虚不固，以致汗出不止。濡脉见于关部，主脾胃虚弱、中气不足。濡脉见于尺部，为下焦虚寒、精血两伤，宜用甘温大剂，峻补真阴，可使重病痊愈。

髓海：即脑。脑由髓汇聚而成，故《灵枢·海论》称"脑为髓海"。髓海空虚，为阴精虚损病之一，其主证为脑转耳鸣、胫酸、眩冒、目不能视、全身困乏等。

疴：重病。

✏读书笔记

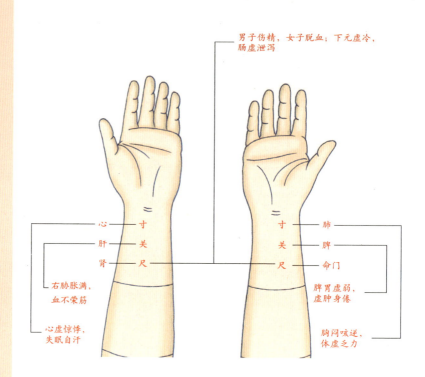

濡脉寸口三部脉象

男子伤精，女子脱血；下元虚冷，
肠虚泄泻

心　寸　　　　　寸　肺
肝　关　　　　　关　脾
肾　尺　　　　　尺　命门

右胁胀满，
血不荣筋

脾胃虚弱，
虚肿身倦

心虚惊悸，
失眠自汗

胸闷咳逆，
体虚乏力

二十、弱

🌀 **弱脉，极软而沉细，按之乃得，举手无有（《脉经》）。**

【白话译文】

弱脉，脉象极其软弱而沉细，重按才可能接触到，轻取是摸不着它的。

弱脉

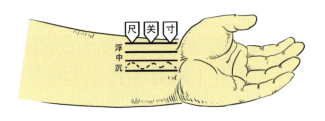

弱脉：弱如老妪

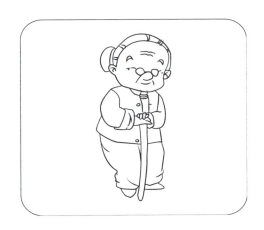

【体状诗】

❥弱来无力按之柔，柔细而沉不见浮。阳陷入阴精血弱，白头犹可少年愁。

【白话译文】

弱脉的搏动柔细无力，须重按到沉部才能摸着它，在浮部是摸不到的。这主要是由于阳陷入阴、精血虚弱的结

读书笔记

果。这种气血两虚的脉象，见于老年人还可，健康人或少年人见之就应该担忧了。

【相类诗】

❧ 参见濡脉。

【主病诗】

❧ 弱脉阴虚阳气衰，恶寒发热骨筋痿。多惊多汗精神减，益气调营急早医。

【白话译文】

弱脉是由于阴精虚损、阳气衰微的缘故。症状可见恶寒、发热、骨痿、筋痿，或惊悸、自汗、精神疲惫等。治疗方法以补益阳气、调养营血为主，宜早治。

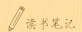
读书笔记

【分部诗】

❧ 寸弱阳虚病可知，关为胃弱与脾衰。欲求阳陷阴虚病，须把神门两部推。

【白话译文】

寸部见弱脉，可知晓是阳气虚弱。关部见弱脉，大多是脾胃虚弱。下焦阳气陷而不振，阴精亏乏至极的，两尺部多见弱脉。

弱脉寸口三部脉象

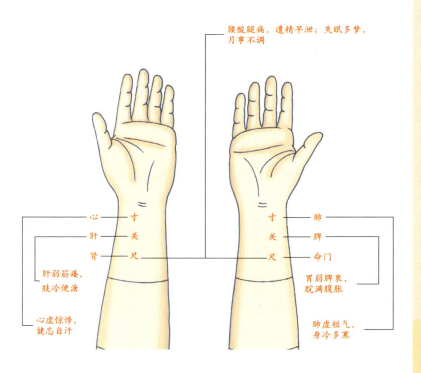

腰酸腿痛，遗精早泄；失眠多梦，月事不调

心 寸
肝 关
肾 尺

肝弱筋痿，肢冷便溏

心虚惊悸，健忘自汗

寸 肺
关 脾
尺 命门

胃弱脾衰，脘满腹胀

肺虚短气，身冷多寒

读书笔记

二十一、散

散脉，大而散，有表无里（《脉经》），涣

漫不收（崔氏），无统纪无拘束，至数不齐，或来多去少，或去多来少，涣散不收，如杨花散漫之象（柳氏）。

不收：指脉气不敛。

【白话译文】

所谓散脉，就是浮大散乱无根之脉，轻取觉得虚大，稍重按便有些涣散不清楚，再加重按就摸不着了。来去不规则，搏动极不整齐，或是来多去少，或是去多来少，涣涣散散，无有收束，好似杨花的飘散无根，散漫到了极点。

散脉

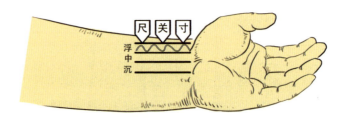

散脉：散似杨花

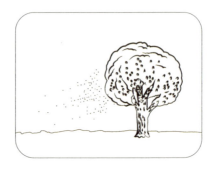

读书笔记

【体状诗】

☁ **散似杨花散漫飞，去来无定至难齐。产为生兆胎为堕，久病逢之急速医。**

【白话译文】

散脉的脉象就似杨花在空中散漫飞舞轻飘一样，来去或盛或缓，毫无规则可言。产妇见散脉是快要分娩的征象，而孕妇见散脉便有堕胎的可能。久病而见散脉，说明脾肾阳气损伤严重，必须急予救治。

【相类诗】

☁ **散脉无拘散漫然，濡来浮细水中绵。浮而迟大为虚脉，芤脉中空有两边。**

【白话译文】

散脉应与濡、虚、芤脉相鉴别。散脉的搏动不规则，脉体浮而虚大，散漫无根；濡脉为浮而细软，好比水里漂浮的丝绵一样；虚脉是浮而迟大，按之无力；芤脉则浮而中空，周边充实。

读书笔记

155

【主病诗】

🌀 **左寸怔忡右寸汗，溢饮左关应软散。右关软散胻胕（héng fū）肿，散居两尺元气乱。**

左侧注释：
胻胕：胻，骨名，包括胫骨与腓骨，此指足胫。胕，指足背。

【白话译文】

左寸部见散脉，主心阳不足的怔忡证；右寸部见散脉，主卫气不固的自汗证。左关部见散脉，主阳不化阴的溢饮病；右关部见散脉，主足脾阳不足、水湿下注而足背踝部肿胀；两尺部见散脉，则主脏气将绝，为生命垂危之象。

散脉寸口三部脉象

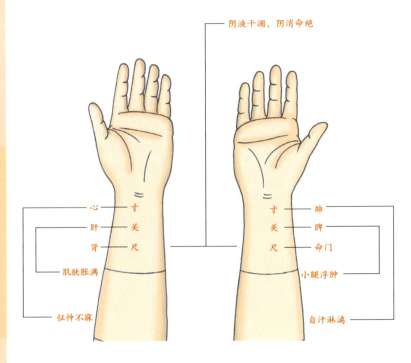

阴液干涸，阴消命绝

心 — 寸
肝 — 关
肾 — 尺
肌肤胀满
怔忡不寐

寸 — 肺
关 — 脾
尺 — 命门
小腿浮肿
自汗淋漓

二十二、细

　　细脉，小大于微而常有，细直而软，若丝线之应指（《脉经》）。

【白话译文】

　　细脉的体象比微脉稍大一点，细直而且柔软无力，应指就像一根丝线那样。

细脉

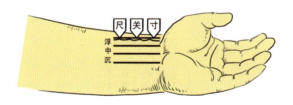

细脉：细如丝线

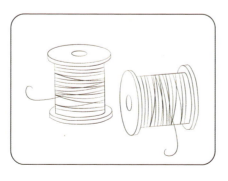

读书笔记

【体状诗】

🌀 细来累累 (lěi lěi) 细如丝，应指沉沉无绝期。春夏少年俱不利，秋冬老弱却相宜。

累累：连续不断。

【白话译文】

　　细脉的脉象连绵不绝，细弱如丝，往来指下虽在深沉部位却是不断地搏动着，绝没有中断的时候。春夏两季阳气盛，人体也相应地血行畅旺，少年之人此时如果见脉来细弱，则预示着疾病发生。秋冬两季阳气衰减，人体也相应地血行和缓，老年人此时如果见脉来细弱，则为脉证相宜，没有妨碍。

【相类诗】

🌀 参见微脉、濡脉。

【主病诗】

🌀 细脉萦萦血气衰，诸虚劳损七情乖。若非湿气侵腰肾，即是伤精汗泄来。

萦萦：细长不断。

【白话译文】

细脉萦细如丝，绵绵不绝，主气血虚损及各种因七情不和而致的虚损劳伤诸病。此外，如阳气虚弱、湿浊之气内袭腰肾而得腰痛病，或精气内伤、阳不固外而得的自汗证等，都可以出现细脉。

【分部诗】

🌀 寸细应知呕吐频，入关腹胀胃虚形。尺逢定是丹田冷，泄痢遗精号脱阴。

脱阴：肝肾阴精过度耗损，可致视力严重减弱或丧失。

【白话译文】

寸部出现细脉，主呕吐频繁而气虚至极之病；关部出现细脉，主脾胃虚弱、腹胀形瘦；尺部出现细脉，主元阳大衰、丹田寒冷、泻痢遗精、阴精脱失。

读书笔记

细脉寸口三部脉象

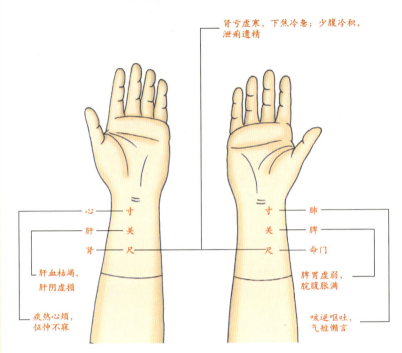

肾亏虚寒，下焦冷急；少腹冷积，
泄痢遗精

心—寸
肝—关
肾—尺

寸—肺
关—脾
尺—命门

肝血枯竭，
肝阴虚损

痰热心烦，
怔忡不寐

脾胃虚弱，
脘腹胀满

咳逆呕吐，
气短懒言

二十三、伏

🌀 伏脉，重按着骨，指下裁动（《脉经》），
脉行筋下（《刊误》）。

裁：通"才"。

【白话译文】

伏脉必须用力重按至骨，指下才能感觉到脉搏的搏动，它真好像是在筋膜下搏动似的。

伏脉

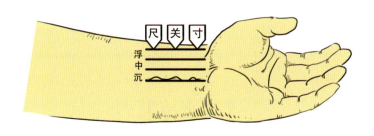

伏脉：潜伏深藏

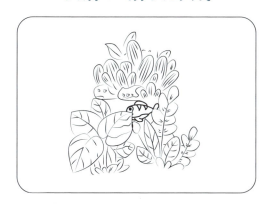

【体状诗】

🌺 伏脉推筋著骨寻，指间裁动隐然深。伤寒欲汗阳将解，厥逆脐疼证属阴。

【白话译文】

诊察伏脉必须用力按压至最深部的骨骼上，然后推动筋肉，才能感觉它的隐然跳动，脉位是非常深的。一般由

读书笔记

于寒邪凝滞经络脏腑所致。伤寒见伏脉是阳气回苏，欲汗出而解之象。至于脐腹冷痛、四肢厥逆而见伏脉的，就属于阴寒内郁之证了。

【相类诗】

🌀 参见沉脉。

【主病诗】

🌀 **伏为霍乱吐频频，腹痛多缘宿食停。蓄饮老痰成积聚，散寒温里莫因循。**

蓄饮：即积饮，
水饮积聚不散
的意思。

【白话译文】

伏脉主病是霍乱而见频频呕吐，或主宿食内停而致腹痛，或是水饮停蓄于内、顽痰蕴结于里而形成的积聚，要因证施治，宜用温里散寒之法畅通血气，解郁破积，化痰逐饮。

【分部诗】

🌀 **食郁胸中双寸伏，欲吐不吐常兀兀（wū wū）。**

兀兀：不安、
难受。

当关腹痛困沉沉，关后疝疼还破腹。

破腹：形容疼痛剧烈。

【白话译文】

两手两寸出现伏脉，主食郁胸中，症见想吐而吐不出，心里十分难受。两手关部出现伏脉，主中焦寒湿凝聚，症见腹痛、身困。两手尺部出现伏脉，则主下焦寒凝气滞，症见疝痛剧烈。

伏脉寸口三部脉象

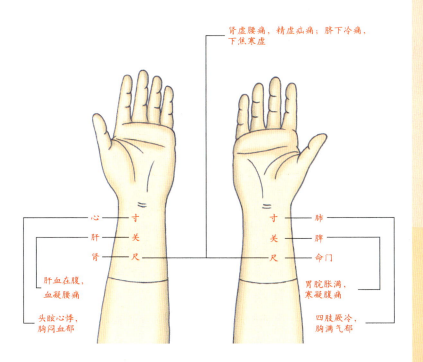

肾虚腰痛，精虚疝痛；脐下冷痛，下焦寒虚

心 — 寸 　 寸 — 肺
肝 — 关 　 关 — 脾
肾 — 尺 　 尺 — 命门

肝血在腹，血凝腰痛

头眩心悸，胸闷血郁

胃脘胀满，寒凝腹痛

四肢厥冷，胸满气郁

✎ 读书笔记

二十四、动

❥ **动乃数脉，见于关上下，无头尾，如豆大，厥厥动摇。**

【白话译文】

动脉可以说是数脉的一种，见于关部上下，脉位短小，无头无尾的，像豆粒儿般大，高耸地摇动着。

动脉

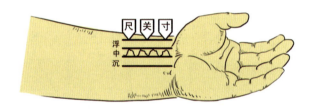

动脉：形短如豆

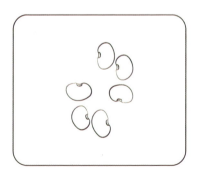

【体状诗】

🌀 动脉摇摇数在关，无头无尾豆形团。其原本
是阴阳搏，虚者摇兮胜者安。

摇摇：摇动，
摆荡。

【白话译文】

动脉摇动不休，见于关上，呈豆圆形，无头无尾恰似
豆粒一样跃动，应指明显。出现动脉的原因为阴阳两气互
相搏击所致，虚的一方脉气坚紧有力，如豆大摇动，胜的
一方脉气安静。

【主病诗】

🌀 动脉专司痛与惊，汗因阳动热因阴。或为泄
痢拘挛病，男子亡精女子崩。

拘挛：病证名，
出自《灵枢·邪
客》"邪气恶
血，固不得住
留，住留则伤
筋络骨节机关，
不得屈伸，故
拘挛也"，指
筋骨拘急挛缩、
肢节屈伸不利。

【白话译文】

动脉多主寒胜于阳的疼痛和气乱窜扰的惊悸，或阳不
胜阴的自汗和阴不胜阳的发热，或脾胃不和、寒热杂处的
腹泻和脏腑传化失职、气血相干的痢疾，或阴寒邪盛、经
气受伤的经脉拘挛和阴虚阳盛的男性亡精、女性血崩等。

动脉寸口三部脉象

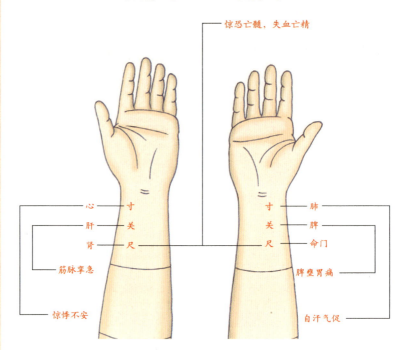

惊恐亡髓，失血亡精

心 — 寸   寸 — 肺
肝 — 关   关 — 脾
肾 — 尺   尺 — 命门

筋脉挛急   脾壅胃痛

惊悸不安   自汗气促

二十五、促

促脉，来去数，时一止复来（《脉经》），如蹶之趣（cù），徐疾不常（黎氏）。

蹶：指脚上肌肉萎缩行走不利。

趣：意同"促"，急走。

【白话译文】

促脉，来去都显数象，时有停止，随即又恢复跳动。好像急遽行走的人，快慢没有一定规律。

促脉

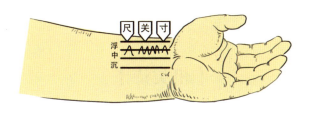

促脉：如马急行偶失蹄

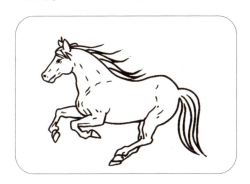

【体状诗】

促脉数而时一止，此为阳极欲亡阴。三焦郁火炎炎盛，进必无生退可生。

三焦：六腑之一，人身元气和水液都是通过三焦腑来运行的。

【白话译文】

促脉的脉象为脉来急数，时有一止，这是由于三焦郁火内炽，以致阳热炎盛而阴液消亡，血气运行受到严重阻遏的结果。如歇止的次数逐渐增加，则说明病情加重，如歇止的次数逐渐减少，则说明病情缓解。

【相类诗】

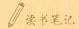 参见代脉。

【主病诗】

 促脉惟将火病医，其因有五细推之。时时喘咳皆痰积，或发狂斑与毒疽。

【白话译文】

出现促脉只能按三焦火热内盛而有郁积医治。病的起因有气、血、痰、饮、食五种，应详加推敲。如见时时咳嗽、喘逆、痰涎壅盛因痰积。而神志失常狂乱，热毒入营肌肤发斑，或出现毒疽的，都因火热炽盛所致。

疽：局部皮肤肿胀坚硬而皮色不变的毒疮。早期有头和无头而分为有头疽和无头疽两大类。

✎读书笔记

促脉寸口三部脉象

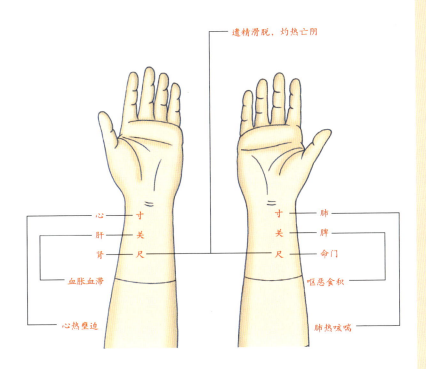

遗精滑脱，灼热亡阴

心　寸
肝　关
肾　尺
血胀血滞
心热壅迫

寸　肺
关　脾
尺　命门
呕恶食积
肺热咳喘

二十六、结

🌀 结脉，往来缓，时一止复来（《脉经》）。

【白话译文】

结脉，脉来迟缓，时而有一次歇止，歇止后又再搏动。

结脉

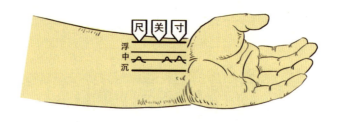

结脉：无规律暂停

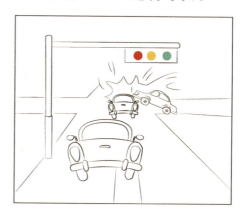

【体状诗】

🌀结脉缓而时一止，独阴偏盛欲亡阳。浮为气滞沉为积，汗下分明在主张。

【白话译文】

结脉搏动迟缓，时而有一次歇止，是阴寒偏盛、阳气衰亡的脉象。如果脉浮兼结为气滞，宜辛温发汗以祛散表寒；如果脉沉兼结为积聚，宜用辛通导滞的方法以下积开郁。

【相类诗】

🌊 **参见代脉。**

【主病诗】

🌊 **结脉皆因气血凝，老痰结滞苦沉吟。内生积聚外痈肿，疝瘕为殃病属阴。**

【白话译文】

出现结脉都是因气血凝滞所致，症状见老痰结滞于内，气血不通而痛，令患者苦痛呻吟。结脉所主体内生积聚，体表发生痈肿，以及疝瘕等属阴的病变。

沉吟：即呻吟，是对患者发出低沉痛苦之声的描述。

✏ 读书笔记

结脉寸口三部脉象

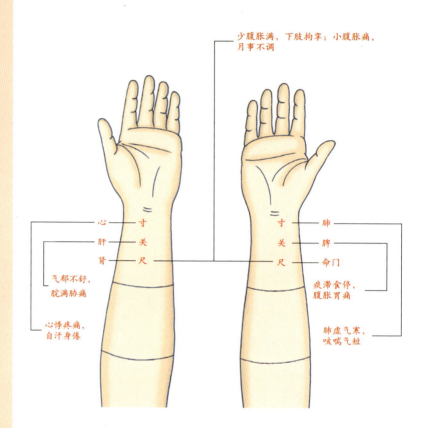

少腹胀满，下肢拘挛；小腹胀痛，
月事不调

心 — 寸
肝 — 关
肾 — 尺

气郁不舒，
脘满胁痛

心悸疼痛，
自汗身倦

寸 — 肺
关 — 脾
尺 — 命门

痰滞食停，
腹胀胃痛

肺虚气寒，
咳喘气短

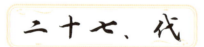

二十七、代

🌀 代脉，动而中止，不能自还，因而复动（仲景）。

脉至还入尺，良久方来（吴氏）。

复：又，再。

【白话译文】

代脉，搏动到一定的至数，必然要歇止一次，不能自行恢复，下一次搏动复又出现。脉跳恢复时，仍是从尺部开始，很久才能再来。

代脉

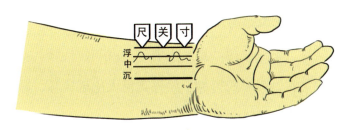

代脉：有规律暂停

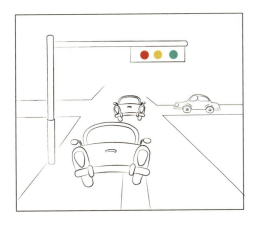

✎ 读书笔记

【体状诗】

🌀 **动而中止不能还，复动因而作代看**。病者得之犹可治，平人却与寿相关。

犹：还，仍。

【白话译文】

代脉的脉象为搏动到一定的至数，便歇止一次，不能自行恢复，下一次搏动复又出现，这就叫作代脉。有病之人出现代脉，尚有药可治。如果正常人出现代脉，则与寿命有关，必须做仔细的检查。

【相类诗】

🌀 **数而时止名为促，缓止须将结脉呼**。止不能回方是代，结生代死自殊涂。

殊涂：即殊途，这里是不相同的意思。

【白话译文】

促脉、结脉、代脉，都是有间歇的脉，究竟应该如何分辨？脉来急数而时有一止者名叫促脉，脉来缓慢时有一止者名为结脉，有歇止但不能自行恢复才是代脉。促、结脉表示病情较轻，代脉提示病情较重，二者之间有很大不同。

【主病诗】

代脉原因脏气衰，腹疼泄痢下元亏。或为吐泻中宫病，女子怀胎三月兮。

【白话译文】

出现代脉的原因是脏气衰弱、元阳不足，如下元虚亏所致的腹痛泻痢，中焦病变所致的呕吐、腹泻。至于女性怀孕三月后偶见代脉的，是元气不足的征兆。

代脉寸口三部脉象

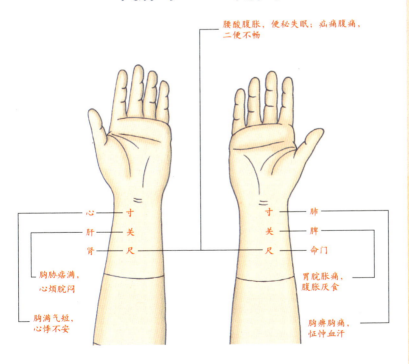

腰酸腹胀，便秘失眠；疝痛腹痛，二便不畅

心　寸
肝　关
肾　尺

胸胁痞满，心烦脘闷

胸满气短，心悸不安

寸　肺
关　脾
尺　命门

胃脘胀痛，腹胀厌食

胸痹胸痛，怔忡血汗

读书笔记

附录一　脉象鉴别表

脉纲	共同特点	脉名	脉象	主病
浮脉类	轻取即得	浮	举止有余，按之不足	表证，亦见于虚阳浮越证
		洪	脉体阔大，充实有力，来盛去衰	热盛
		濡	浮细无力而软	虚证，湿困
		散	浮取散漫而无根，伴至数或脉力不均	元气离散，脏气将绝
		芤	浮大中空，如按葱管	失血，伤阴之际
		革	浮而搏指，中空边坚	亡血，失精，半产，崩漏
沉脉类	重按始得	沉	轻取不应，重按始得	里证
		伏	重按推至筋骨始得	邪闭，厥病，痛极
		弱	沉细无力而软	阳气虚衰，气血俱虚
		牢	沉按实大弦长	阴寒内积，疝气，癥积
迟脉类	一息不足四至	迟	一息不足四至	寒证，亦见于邪热结聚
		缓	一息四至，脉来怠缓	湿病，脾胃虚弱，亦见于平人
		涩	沉细而短，往来艰涩	精伤，血少，气滞，血瘀，痰食内停
		结	迟而时一止，止无定数	阴盛气结，寒痰瘀血，气血虚衰

（续表）

数脉类	一息五至以上	数	一息五至以上，不足七至	热证，亦主里虚证
		疾	脉来急疾，一息七八至	阳极阴竭，元气欲脱
		促	数而时一止，止无定数	阳热亢盛，瘀滞，痰食停积，脏气衰败
		动	脉短如豆，滑数有力	疼痛，惊恐
虚脉类	应指无力	虚	举按物理，应指松软	气血两虚
		细	脉细如线，应指明显	气血俱虚，湿证
		微	极细极软，似有似无	气血大虚，阳气暴脱
		代	迟而中止，止有定数	脏气衰微，疼痛，惊恐，跌仆损伤
		短	首尾俱短，不及本部	有力主气郁，无力主气损
实脉类	应指有力	实	举按充实而有力	实证，平人
		滑	往来流利，应指圆滑	痰湿，食积，实热；青壮年，孕妇
		弦	端直以长，如按琴弦	肝胆病，疼痛，痰饮；老年健康者
		紧	绷急弹指，状如转索	实寒证，疼痛，宿食
		长	首尾端直，超过本位	阳证，热证，实证；平人

附录二　中医脉学三字诀

浮脉	脉象歌：轻取有，重按无，飘飘然，肉上浮。 主病歌：浮为阳，表病候，秋应见，久病愁。表风热，有力浮，血虚少，无力浮。
迟脉	脉象歌：一呼吸，至来三，来往慢，作迟看。 主病歌：迟脉象，病属寒，运动员，非一般。有力迟，为冷痛，无力迟，为虚寒。
沉脉	脉象歌：脉来往，筋下行，举下足，按顺深。 主病歌：沉主里，水蓄停，平人脉，冬季应，虚与气，无力沉，沉有力，积寒并。
数脉	脉象歌：一息间，六至凭，往来速，数脉行。 主病歌：数为阳，炎热证，儿童见，身无病，久病逢，阴衰甚，肺患者，秋勿应。
滑脉	脉象歌：滑如珠，替替然，甚流利，应指还。 主病歌：滑为阳，实多见，或伤食，或停痰，下蓄血，尺部看，女脉调，孕中缘。
涩脉	脉象歌：迟细涩，往来难，刀刮竹，慢而艰。 主病歌：涩脉证，久病缠，若亡阳，多自汗，心虚痛，胸腹满，精血伤，尺部见。
虚脉	脉象歌：按无力，举之空，浮迟大，是虚形。 主病歌：虚脉证，阴虚病，精血少，骨中蒸，虚脉见，暑伤身，自汗出，或怔忡。
实脉	脉象歌：实有力，阔脉形，大而长，浮沉应。 主病歌：实脉证，邪气盛，或伤食，气血充，脾胃热，腹中痛，尺部实，便不通。
长脉	脉象歌：长脉象，分部长，缓中求，脉直长。 主病歌：长脉匀，身无恙，长弦硬，气逆上，阳素病，癫痫象，阳明经，热势旺。

（续表）

短脉	脉象歌：短脉象，类如龟，头尾缩，应指回。 主病歌：短主虚，阳气微，或痰阻，或气滞，头腹痛，两部区，左关短，伤肝气。
洪脉	脉象歌：洪脉大，满指应，来虽盛，去时平。 主病歌：洪脉象，阳气盛，津液伤，血虚应，健康人，夏多洪，肾阴虚，尺部寻。
微脉	脉象歌：微脉象，最难求，按欲绝，举若无。 主病歌：脉见微，诸虚候，气血微，汗自流，男见微，形消瘦，女子微，崩带漏。
紧脉	脉象歌：紧有力，似弹绳，数而急，定紧名。 主病歌：紧主寒，亦主疼，吐冷痰，嗽不停，辨浮沉，不相同，浮表寒，沉冷痛。
芤脉	脉象歌：芤脉形，状如葱，两边实，中间空。 主病歌：芤脉因，血管空，大失血，血不充，呕吐衄，取右寸，胃肠痈，尺下洪。
弦脉	脉象歌：弦长直，按不迁，应指来，似丝弦。 主病歌：肝经脉，脉急弦，健康人，春缓弦，痰饮证，疟疾缠，腹寒痛，脚拘挛。
革脉	脉象歌：革脉象，芤而弦，按鼓皮，虚而坚。 主病歌：阴已亡，革脉坚，失血后，生血难，男遗精，女产半，虚寒证，疝瘕见。
牢脉	脉象歌：牢实大，合弦长，沉伏间，有力强。 主病歌：牢属寒，久病藏，癥瘕疝，何愁肠，木乘土，腹痛胀，失血家，阴必亡。
濡脉	脉象歌：濡脉形，细而柔，水浮棉，浮中求。 主病歌：气血微，脉见濡，精血伤，濡而浮，骨中蒸，盗汗流，湿侵脾，或崩漏。

（续表）

弱脉	脉象歌：弱无力，见于沉，柔而细，重按寻。 主病歌：脾胃弱，阳虚证，自汗出，少精神，多惊悸，阴虚甚，少畏忌，老年平。
缓脉	脉象歌：缓而慢，动无偏，和风午，四至间。 主病歌：缓主湿，脾不健，或痿痹，或伤寒，平人脉，亦见缓，有神气，应指间。
散脉	脉象歌：散脉浮，真散漫，至不齐，勿重按。 主病歌：见散脉，元气散，病危急，莫轻看，心中悸，或自汗，两尺散，魂应断。
细脉	脉象歌：脉细小，细如丝，沉应指，终不离。 主病歌：细主湿，亦主虚，气血衰，精血亏。
伏脉	脉象歌：沉之甚，伏脉形，扒筋下，着骨寻。 主病歌：伏脉闭，阴寒盛，腹中痛，痰食停，发霍乱，或疝痛，呕吐泻，温补灵。
动脉	脉象歌：动摇摇，数在关，无头尾，豆形圆。 主病歌：动主痛，热与汗，或惊悸，脚拘挛，男亡精，女崩见，呕痈并，伤津液。
促脉	脉象歌：数而止，复又动，无定数，促脉形。 主病歌：促脉病，实热盛，阴液伤，痰食凝，气血滞，或痰鸣，心房颤，肩背痛。
结脉	脉象歌：缓中止，复又动，无定数，结脉形。 主病歌：结脉因，气血凝，老痰结，疝瘕病，阳气衰，阴气盛，左寸结，心寒痛。
代脉	脉象歌：动而止，不能还，再复动，作代看。 主病歌：脏气衰，代脉见，女孕胎，月有三，腹剧痛，或吐泻，心动悸，结脉参。
疾脉	脉象歌：疾脉数，急而慌，七八至，细酌量。 主病歌：疾为阳，阳极象，阴衰竭，热难当，热病见，生可望，久病逢，命遭殃。

附录三　相类脉比较

脉位类比较

脉象	脉位
平脉	脉位居中，不浮不沉
浮脉	脉位浅显，轻按即得
芤脉	浮大中空，有边无中
虚脉	浮大无力，不任重按
濡脉	浮软细小
洪脉	浮大有力
革脉	浮弦中空，如按鼓皮
散脉	浮而散乱，按之无力
沉脉	脉位深沉，重按始得
伏脉	更深于沉，紧贴于骨
牢脉	沉而弦长实大
弱脉	沉而软小

脉率类比较

脉象	脉率
平脉	一息四至，闰以五至
数脉	一息五至以上
疾脉	一息七至
促脉	数而时止
动脉	滑数而短
迟脉	一息三至
缓脉	一息四至，稍快于迟

脉形类比较

脉形包括脉道粗细、脉形长短、脉象流利度和脉管的紧张性。

（1）洪脉、实脉与促脉、动脉、迟脉、缓脉

脉象	脉形
洪脉	浮大有力，来盛去衰，如波涛拍岸之势
实脉	脉长大有力，浮沉皆然
促脉	数而时止
动脉	滑数而短
迟脉	一息三至
缓脉	一息四至，稍快于迟

（2）芤脉与革脉

脉象	脉形
芤脉	浮大中空，如按葱管
革脉	浮大搏指，弦急中空，如按鼓皮

（3）细脉与濡脉、弱脉、微脉

脉象	脉形
细脉	脉细如线，应指显然
濡脉	浮细而软，轻取即得
弱脉	极沉细而软，重按乃得
微脉	细极软，似有若无

（4）长脉与弦脉、牢脉、洪脉、实脉

脉象	脉形
长脉	脉动应指超逾三部
弦脉	端直以长，如按琴弦
牢脉	长而沉实弦
洪脉	长而来盛去衰
实脉	脉长而大，举按有力

（5）短脉与动脉

脉象	脉形
短脉	脉动应指不及三部
动脉	短而滑数

脉势类比较

（1）脉势无力

脉象	脉势
濡、弱、微、缓等脉	脉势弛缓而无力
虚、散、芤、革等脉	浮大无根或中空，脉势空虚

（2）脉势有力

脉象	脉势
实脉	长大有力，浮沉皆然，来去俱盛
洪脉	浮大有力，来盛去衰
长脉	超逾三部，而脉力逊于洪脉、实脉
弦脉	端直以长，应指有紧张感，但脉宽、脉力皆不及洪脉、实脉

（3）脉势流利

脉象	脉势
数脉	频率快，一息五至以上
滑脉	往来流利圆滑，如珠走盘
动脉	短而滑数，厥厥动摇